Neuromotorische Schulreife

Neuromotorische Schulreife

Sally Goddard Blythe

Programmbereich Medizin

Sally Goddard Blythe

Neuromotorische Schulreife

Testen und fördern mit der INPP-Methode

Aus dem Englischen übersetzt und für die deutsche Ausgabe bearbeitet von Thake Hansen-Lauff

4., vollständig überarbeite Auflage

hogrefe

Thake Hansen-Lauff
Katzbek 14
24235 Laboe
E-Mail: hansen-lauff@inpp.de

Bibliografische Information der Deutschen Nationalbibliothek
Die Deutsche Nationalbibliothek verzeichnet diese Publikation in der Deutschen Nationalbibliografie; detaillierte bibliografische Daten sind im Internet über http://www.dnb.de abrufbar.

Verantwortliche Person in der EU: Hogrefe Verlag GmbH & Co. KG, Merkelstraße 3,
37085 Göttingen, info@hogrefe.de

Die Originalausgabe erschien 2012 unter dem Titel „Assessing Neuromotor Readiness for Learning: The INPP Developmental Screening Test and School Intervention Programme", Sally Goddard Blythe, ISBN: 9781394214662. All Rights Reserved. This translation published under license with the original publisher John Wiley & Sons, Inc.

Anregungen und Zuschriften bitte an den Hersteller:
Hogrefe AG
Lektorat Medizin
Länggass-Strasse 76
3012 Bern
Schweiz
Tel. +41 31 300 45 00
info@hogrefe.ch
www.hogrefe.ch

Lektorat: Susanne Ristea
Bearbeitung: Dr. med. Susanne Meinrenken, Bremen
Übersetzung und Bearbeitung der dt. Ausgabe: Thake Hansen-Lauff, Laboe
Herstellung: Daniel Berger
Umschlagabbildung: Eva Häger, fotokunst, evahaeger.de
Umschlaggestaltung: Hogrefe Herstellung
Illustration/Fotos (Innenteil): Luca Papp, Maria Matuszkiewicz (Abb. 4-60, 4-61)
Satz: punktgenau GmbH, Bühl
Druck und buchbinderische Verarbeitung: Finidr s.r.o., Český Těšín
Printed in Czech Republic
Auf säurefreiem Papier gedruckt

4., vollständig überarbeitete Auflage 2026

(E-Book-ISBN_PDF 978-3-456-96387-7)
(E-Book-ISBN_EPUB 978-3-456-76387-3)
ISBN 978-3-456-86387-0
https://doi.org/10.1024/86387-000

Inhaltsverzeichnis

Geleitwort zur deutschen Ausgabe

„Du könntest, wenn du nur wolltest…“ – dieser Satz begleitet viele Kinder auf ihrem Bildungsweg. Oft überhört, verbirgt er doch eine tiefe Wahrheit: Lernen gelingt nur, wenn Körper und Geist gleichermaßen bereit sind. In den letzten Jahren zeigt sich jedoch immer deutlicher, dass viele Kinder nicht die neuromotorischen Voraussetzungen mitbringen, um schulische Anforderungen stabil zu bewältigen. Defizite in Gleichgewicht, Koordination oder visueller Steuerung sind keine Frage mangelnder Intelligenz, sondern Ausdruck unvollständiger körperlicher Reifung – und damit zugleich Hemmschuh und Chance.

Die INPP-Methode, entwickelt von Dr. Peter Blythe und weitergeführt durch Sally Goddard-Blythe, eröffnet seit Jahrzehnten Wege, solche Entwicklungsverzögerungen zu erkennen und durch gezielte neuromotorische Förderung auszugleichen. Dabei stehen nicht kurzfristige Trainings- oder Leistungssteigerungen im Vordergrund, sondern die nachhaltige Reifung jener Basisfunktionen, auf denen Lernen, Aufmerksamkeit, Selbstregulation und soziales Miteinander ruhen.

Wir als Vertreterinnen von INPP im deutschsprachigen Raum haben in den vergangenen Jahren das neuromotorische Screening (NMS) und das Gruppenprogramm in Deutschland, Österreich und der Schweiz eingeführt und begleitet. Die Erfahrungen sind ermutigend: Pädagoginnen und Pädagogen berichten von Kindern, die durch einfache tägliche Übungen innere Ruhe und Konzentration entwickeln; Schulen erleben eine spürbare Entlastung im Unterrichtsklima. Die Akzeptanz wächst – sowohl in Einrichtungen, die gezielt nach neuen Wegen suchen, als auch im Kontakt mit Trägern und staatlichen Stellen.

Besonders wichtig ist uns die Qualitätssicherung. In den zertifizierten Kursen erwerben Fachpersonen nicht nur Wissen, sondern auch die Möglichkeit zur Inhouse-Schulung und zur kontinuierlichen Betreuung während der Umsetzung. Auf diese Weise entsteht ein Netzwerk von Praktikerinnen und Praktikern, die ihr Wissen in Kitas, Schulen und Familienalltag tragen.

Wir sehen heute eine Entwicklung, die über einzelne Pilotprojekte hinausgeht. Immer mehr Einrichtungen greifen auf das Programm zurück; erste Forschungsansätze prüfen die Wirksamkeit im schulischen Alltag. Die Verbindung zum staatlichen Erziehungssystem steht noch am Anfang, eröffnet aber spannende Perspektiven. Wir wünschen uns, dass neuromotorische Förderung als selbstverständlicher Bestandteil pädagogischer Arbeit etabliert wird – nicht als Sondermaßnahme, sondern als Fundament für Chancengleichheit und gesunde Entwicklung.

Unsere Pläne für die kommenden Jahre sind klar: Wir wollen die Begleitstrukturen ausbauen, die wissenschaftliche Fundierung stärken und noch mehr Fachpersonen befähigen, Kinder auf diesem Weg zu begleiten. Bewegung ist keine Nebensache – sie ist Nahrung für das Gehirn. Und jedes Kind verdient die Chance, mit einem schulreifen Körper und einem starken Selbstwertgefühl ins Leben zu gehen.

Möge dieses Buch dazu beitragen, dass viele Pädagoginnen und Pädagogen neue Perspektiven gewinnen, Bewegung als Entwicklungsimpuls begreifen und erleben, wie Kinder in kleinen Schritten zu großer Stärke finden.

Thine Johanna Lauff M.A.
Erziehungswissenschaftlerin
Direktorin INPP Deutschland

Anja van Velzen MEd.
Sonderpädagogin
Direktorin INPP Österreich und Schweiz

1 Einführung

1.1 Überblick

Ein signifikanter Prozentsatz von Kindern im Regelschulsystem zeigt unreife motorische Fähigkeiten und Haltungsauffälligkeiten. [1], [2], [3], [4] Eine solche neuromotorische Unreife ist häufig darauf zurückzuführen, dass ein Cluster von Restreaktionen frühkindlicher Reflexe weiterhin besteht, die normalerweise bei Kindern nur bis zum sechsten Lebensmonat präsent sind und danach allmählich von posturalen Reaktionen ersetzt werden. Studien haben ergeben, dass es eine direkte Korrelation zwischen unreifen motorischen Fähigkeiten und Schulleistungen gibt. Mit angemessener Unterstützung und Anleitung können Lehrkräfte und andere Fachleute darin unterwiesen werden, Zeichen einer solchen Verzögerung zu erkennen, sodass erforderliche Maßnahmen ergriffen oder motorische Förderprogramme eingeführt werden können. Dieses Buch liefert alle erforderlichen Werkzeuge und Anleitungen, um Kinder mit solcher Unreife zu identifizieren, ein Bewegungsübungsprogramm zu implementieren und die Ergebnisse zu evaluieren.

Es sind viele motorische Trainingsprogramme und Bewegungsprogramme verfügbar, doch das vom Institut für Neuro-Physiologische Psychologie (INPP) entwickelte und hier beschriebene Modell sticht dadurch hervor, dass es in der Praxis evaluiert wurde und dass es eine Überprüfungsmethode anbietet, mit der der neuromotorische Status eines Vorschul- und Schulkindes vor Beginn und nach Beendigung des Interventionsprogramms erfasst werden kann.

Das Buch ist in drei Abschnitte gegliedert:

- Der erste Abschnitt beinhaltet eine Reihe von Screening-Tests für Kinder im Alter von 4 bis 7 Jahren, mit denen die Präsenz dreier Reflexe, das statische Gleichgewicht, die Koordination, die visuelle Wahrnehmung und die Auge-Hand-Koordination überprüft werden.
- Der zweite Abschnitt enthält eine ähnliche Reihe von Screening-Tests für Kinder ab dem Alter von 7 Jahren.
- Im dritten Abschnitt wird detailliert ein vollständiges entwicklungsbezogenes Bewegungsprogramm vorgestellt, das für den etwa ein Schuljahr dauernden Einsatz in ganzen Klassen oder auch in kleineren Kindergruppen konzipiert wurde.

Dieses Buch wird durch zusätzliches Testmaterial sowie Beobachtungs- und Bewertungsbögen unterstützt, die unter dem in Kap. 5 angegebenen Link in der Mediathek des Hogrefe-Verlags heruntergeladen werden können.

Auf der Grundlage des Buchs werden vom INPP Einführungskurse angeboten, in denen die Teilnehmenden lernen, wie sowohl die Screening-Tests präzise durchgeführt und wie auch das Übungsprogramm in pädagogischen Einrichtungen implementiert werden kann.[1]

---

1 Anmerkung der Übersetzerin: Fortbildungskurse und weitere Informationen auf www.inpp.de (Deutschland) und www.inpp.info (Österreich und Schweiz).

1.2 Theoretischer Hintergrund für das Screening und die Behandlung neuromotorischer Unreife

Das INPP-Programm für Schulen basiert auf dem am Institut für Neuro-Physiologische Psychologie (INPP) entwickelten klinischen Programm, welches seit den 1970er Jahren im Einsatz ist. 1996 wurden von der Autorin zentrale Tests aus der Gesamtzahl der Testverfahren des klinischen Programms ausgewählt und für den Einsatz in größeren Kindergruppen im schulischen Bereich modifiziert.

Die überarbeitete Reihe von Screening-Tests sollte von Lehrkräften, medizinischen und anderen Fachleuten in den Bereichen Kindesentwicklung und Erziehung *ausschließlich als Screening-Werkzeug* genutzt werden. Die Tests liefern keine ausreichend detaillierten Informationen, um eine Diagnose zu rechtfertigen. Auch ist nicht beabsichtigt, damit neurologische Standarduntersuchungen und psychologische oder pädagogische Testverfahren zu ersetzen, die gewöhnlich von professionellen psychologischen, medizinischen und therapeutischen Fachkräften durchgeführt werden. Doch werden damit Werkzeuge zur Verfügung gestellt, die Lehrerinnen und Lehrer dazu befähigen, diejenigen Kinder zu identifizieren, die als Folge unreifer neuromotorischer Fähigkeiten in der Schule „Underachiever" sind und die von den INPP-Programmen oder anderen Bewegungstrainingsprogrammen profitieren könnten.

Das entwicklungsbezogene Bewegungsprogramm des INPP besteht aus einer Reihe täglicher Übungen, die auf den Bewegungen basieren, die das sich entwickelnde Kind normalerweise im ersten Lebensjahr macht. Diese Bewegungen müssen jeden Tag unter Aufsicht einer Lehrkraft ausgeführt werden. Einer der größten Unterschiede zwischen dem INPP-Programm und vielen anderen Programmen mit dem Ziel, Koordination und Gleichgewicht zu fördern, besteht darin, dass die INPP-Übungen die Kinder genau an *den Anfang* des Gleichgewichttrainings und der posturalen Entwicklung zurückführen.

1.3 Was ist das INPP?

Das Institut für Neuro-Physiologische Psychologie (INPP) wurde 1975 von dem Psychologen Dr. Peter Blythe gegründet. Er verfolgte dabei mehrere Ziele:

1. die Auswirkungen von Unreife in der Funktionsweise des zentralen Nervensystems (ZNS) bei Kindern mit spezifischen Lernschwierigkeiten und bei Erwachsenen mit Angstzuständen, Agoraphobie und Panikstörungen zu erforschen,
2. zuverlässige Methoden zu entwickeln, um die Reife des ZNS zu überprüfen und
3. wirksame therapeutische Interventionsprogramme zu entwickeln.

Kinder, die im INPP vorgestellt werden, werden auf individueller Basis anhand einer Reihe medizinischer Standardtests untersucht, um folgende physische Fähigkeiten zu überprüfen:

- Grobmotorische Koordination und Gleichgewicht
- Meilensteine motorischer Entwicklung
- Zerebelläre Beteiligung
- Diadochokinese (Fähigkeit, schnelle alternierende Bewegungen auszuführen)
- Aberrante primitive Reflexe und posturale Reaktionen
- Okulomotorische Funktionen (Steuerung der Augenbewegungen)
- Visuelle Wahrnehmung
- Auge-Hand-Koordination
- Audiometrische Überprüfung und dichotisches Hören

Die Ergebnisse der Überprüfung anhand der in diesem Buch beschriebenen Screening-Tests bilden die Grundlage für die Erstellung eines individuellen Bewegungsübungsprogramms, welches das Kind zu Hause unter elterlicher Aufsicht jeden Tag durchführt. Die Übungen erfordern 5 bis 10 Minuten am Tag über eine Dauer von etwa 12 Monaten. Der Fortschritt des Kindes wird alle 6 bis 8 Wochen überprüft, woraufhin das Übungsprogramm entsprechend angepasst wird.

Ein Problem des klinischen INPP-Programms bestand von jeher darin, dass es eine detaillierte Überprüfung auf einer Eins-zu-eins-Basis umfasst, dass es in Bezug auf den Zeitaufwand und die Qualifikation kostspielig ist und daher nur eine relativ kleine Anzahl von Kindern erreicht, die von dieser Art der Überprüfung und Intervention profitieren. Um dieses Problem zu lösen, wählte die Autorin 1996 aus der Gesamtheit der Testverfahren des INPP eine begrenzte Anzahl von Tests aus und stellte sie für die Screening-Tests dieses Buchs zusammen. Sie sollten von Lehrkräften und anderen pädagogischen Fachleuten lediglich als Screening-Werkzeuge eingesetzt werden, um damit Kinder mit Zeichen neuromotorischer Unreife zu identifizieren. [5]

1.4 Das entwicklungsbezogene INPP-Bewegungsprogramm für Schulen[2]

Zusätzlich zum Screening-Test entwickelte die Autorin darüber hinaus ein einzigartiges entwicklungsbezogenes Bewegungsprogramm für den Einsatz an (Vor)Schulen. Das Konzept hinter der Kombination von Screening-Tests und Bewegungsprogramm war, dass Lehrkräfte in einem zweitägigen Fortbildungskurs in der Anwendung der Screening-Tests geschult werden[3], dadurch befähigt werden, Kinder in ihren Klassen mit Zeichen neuromotorischer Unreife zu identifizieren und dann in der Lage sind, ein effektives Interventionsprogramm zu implementieren.

Das entwicklungsbezogene Bewegungsprogramm ist für den Einsatz in ganzen Schulklassen oder auch in kleineren ausgewählten Gruppen konzipiert. Es soll für die Dauer eines ganzen Schuljahrs an jedem Schultag 10 Minuten lang durchgeführt werden. Dabei suchen die Lehrkräfte nicht jeweils spezielle Übungen für einzelne Schülerinnen und Schüler aus, sondern setzen die Übungen gemäß ihrer entwicklungsbezogenen Abfolge nacheinander ein, wobei sie je nach den Fähigkeiten der Klasse voranschreiten. Das langsamste Kind bestimmt das Tempo.

Dieses Programm wurde inzwischen bereits an vielen Schulen im Vereinigten Königreich, in anderen europäischen Ländern und sogar schon in Südafrika und Mexiko eingesetzt. Die Studien, die zu den Screening-Tests und dem Bewegungsprogramm vorliegen, haben übereinstimmend gezeigt:

- Neuromotorische Unreife ist ein Faktor bei Schulkindern im Regelschulsystem.
- Es besteht ein Zusammenhang zwischen neuromotorischer Unreife und schlechten Schulleistungen.
- Das entwicklungsbezogene INPP-Bewegungsprogramm ist effektiv in Bezug auf die Reduzierung von Zeichen neuromotorischer Unreife.
- Bestehen klare Anzeichen neuromotorischer Unreife (>25 %) *und* schulisches „Underachievement“ gleichzeitig, zeigen Kinder, die am INPP-Bewegungsprogramm teilnahmen, im Vergleich größere Fortschritte hinsichtlich nonverbaler kognitiver Leistungen und im Lesen. [6]
- Studien kleineren Umfangs haben gezeigt, dass Kinder, die im Lesealter ein Jahr zurücklagen und klare Anzeichen neuromotorischer Unreife aufwiesen (>50 %), nach einem Jahr Teilnahme am entwicklungsbezogenen INPP-Bewegungsprogramm signifikant verbesserte Fortschritte im Lesen gemacht hatten. [7]

2 Anmerkung der Übersetzerin: Das englische Schulsystem startet viel früher als das deutsche. Insofern können die Aussagen im Text auch auf Kinder im höheren Kindergartenalter bezogen werden.

3 Anmerkung der Übersetzerin: Fortbildungskurse und weitere Informationen auf www.inpp.de (Deutschland) und www.inpp.info (Österreich und Schweiz).

1.5 Was ist neuromotorische Unreife?

Neuromotorisches Leistungsvermögen beschreibt ein komplexes funktionales Verhalten, aktiviert durch das zentrale und periphere Nervensystem. Es involviert motorische Strukturen, die über das muskulär-skelettale System wirken und vielfältige Inputs aus der internen und externen Umwelt eines Individuums einbeziehen. Die für Bewegung zuständigen Systeme und Strukturen bilden sich während des Entwicklungsprozesses fortlaufend heraus. Jedoch wird von einem Kind in bestimmten Entwicklungsstufen erwartet, dass es einen gewissen Level neuromotorischer Leistungsfähigkeit erreicht hat. Motorische Meilensteine und motorische Leistungen sind äußere Zeichen funktionaler neuromotorischer Reife.

Neuromotorische *Un*reife beschreibt die Beibehaltung unreifer Muster der Bewegungssteuerung. Diese können die Folge klassischer neurologischer Zeichen (Pathologie) sein oder auf eine funktionale oder Entwicklungsverzögerung der beteiligten Nervenbahnen hinweisen. Die INPP Screening-Tests zielen auf das Erkennen unterschiedlicher „soft signs“[4] neurologischer Dysfunktionen und der Präsenz dreier primitiver Reflexe in der Schülerpopulation ab. Diese Tests weisen weder auf eine Kausalität hin noch sagen sie Lernergebnisse beim einzelnen Schulkind voraus; jedoch können sie dabei helfen, Hindernisse für schulische Leistungen zu erkennen. Darüber hinaus können diese Hindernisse in vielen Fällen mithilfe eines entwicklungsbezogenen Bewegungsprogramms beseitigt werden.

4 „soft sign“: Eine sehr leicht oder leicht ausgeprägte neurologische Anomalität, die keine spezifischen Informationen über die Ursache oder den Ort des Problems liefert.

1.6 Welche Bedeutung haben primitive Reflexe für die Pädagogik?

Primitive Reflexe sind in die INPP Screening-Tests einbezogen worden, da noch präsente primitive Reflexe in Schlüsselstadien der Entwicklung anerkannte Reifezeichen für die Funktionstüchtigkeit des zentralen Nervensystems sind. Während Ärztinnen und Ärzte, Hebammen und Pflegekräfte in der Pädiatrie mit der Überprüfung primitiver Reflexe nach der Geburt vertraut sind und Tests auf primitive Reflexe in den ersten sechs Monaten nach der Geburt in den Vorsorgeuntersuchungen wiederholt werden, werden diese jedoch im Vorschul- und Schulalter nicht weiterhin durchgeführt, wenn die Entwicklung im ersten Lebensjahr normal weiter zu verlaufen schien. Capute führte dazu aus:[8]

Während motorische Meilensteine – der entwicklungsneurologisch funktionale Endpunkt des Übergangs von unreifen und reifen primitiven Reflexen zur willkürlichen Aktivität – in ihrer Eigenschaft, zukünftige motorische Funktionen vorherzusagen, hervorgehoben worden sind, repräsentieren primitive Reflexe die frühesten überprüfbaren entwicklungsneurologischen Marker. Sind Pädiater mit ihren quantitativen und qualitativen Aspekten und damit mit den Zeiten ihres Auftretens und ihrer Hemmung vertraut, so verfügen sie über ein neuromotorisches Werkzeug zur frühzeitigen Entdeckung einer signifikanten motorischen Beeinträchtigung. Primitive Reflexe sind in den Focus geraten, da sie bei der Geburt für die klinische Evaluation zur Verfügung stehen und auch während nachfolgender Untersuchungen in den ersten sechs Lebensmonaten – der Zeit, in der Babys in engeren Abständen dem Kinderarzt vorgestellt werden – weiterhin überprüft werden. Verzögerungen oder Abweichungen (in der Entwicklungsabfolge) der Meilensteine sind die Folge übersteigerter Reflexaktivität oder verzögerter Hemmung der primitiven Reflexe.

Restreaktionen primitiver Reflexe bei Kindern im Schulalter sind nicht zwangsläufig die Hauptursache für die im Unterricht beobachteten Schwierigkeiten, sondern vielmehr ein Zeichen für die Unreife der Funktionsfähigkeit des ZNS und der damit verbundenen Bahnen, die viele höhere Aspekte des Lernens unterstützen.

1.7 Was sind primitive Reflexe?

Bei den primitiven Reflexen handelt es sich um eine Gruppe von Reflexen, die sich während der Zeit im Uterus herausbilden, beim voll ausgetragenen Baby (40 Wochen) zum Zeitpunkt der Geburt vollständig entwickelt sind und während der ersten sechs Lebensmonate nach und nach gehemmt und in reifere Muster und posturale Fähigkeiten transformiert werden. Nur einer der primitiven Reflexe, der tonische Labyrinthreflex (TLR), kann in modifizierter Form bis zum Alter von 3,5 Jahren aktiv bleiben.

Hemmung und Transformation laufen vorrangig als Folge von Reifung innerhalb des sich entwickelnden zentralen Nervensystems ab. Primitive Reflexe verschwinden niemals vollständig, sondern werden gehemmt, wenn „höhere“ Zentren im Gehirn während der ersten Lebensmonate reifen. Primitive Reflexe können aktiv bleiben, falls es zu einem frühen Lebenszeitpunkt zu einer Schädigung höherer Zentren kam, wie etwa bei Zerebralparese, oder zu einem späteren Zeitpunkt als Folge eines Unfalls, eines Schlaganfalls oder degenerativer Erkrankungen des zentralen Nervensystems wie multiple Sklerose oder Alzheimer. Entsprechend medizinischer Theorie sollten primitive Reflexe in der Allgemeinpopulation nicht über den sechsten Lebensmonat hinaus aktiv sein. Werden sie danach noch ausgelöst, werden sie üblicherweise als Hinweis auf eine zugrunde liegende Pathologie angesehen.

Jedoch mehren sich die Hinweise, die darauf hindeuten, dass *Spuren* primitiver Reflexe (Restreaktionen) auch in Abwesenheit bestehender Pathologie in der Allgemeinpopulation aktiv bleiben können. [1], [2], [3], [4], [6], [9], [10], [11], [12] Die betroffenen Menschen passen häufig in keine spezifische diagnostische Kategorie, doch verläuft bei ihnen die Entwicklung bestimmter, das Lernen unterstützender motorischer Funktionen nicht ihrem chronologischen Alter gemäß. Restreaktionen primitiver Reflexe bei Kindern über den sechsten Lebensmonat hinaus liefern Hinweise auf neuromotorische Unreife, die sich als Lernbarriere auswirken kann.

Die Überprüfung auf primitive Reflexe nach dem sechsten Lebensmonat bietet der medizinischen oder pädagogischen Fachkraft folgende Möglichkeiten:

- Zeichen neuromotorischer Unreife zu identifizieren (Identifikation),
- die für das jeweilige Kind angemessene Art und die Ebene der Intervention zu ermitteln (Intervention/Therapie) sowie
- vor und nach der Intervention Veränderungen im Reflexstatus zu messen (Evaluation).

1.8 Worin liegt die Bedeutung neuromotorischer Reife für die Erziehung?

Eine Langzeitstudie verfolgte die Entwicklung von nahezu 15 000 Kindern, die zwischen 2001 und 2002 in Großbritannien geboren wurden. [13] Die Ergebnisse wurden im Februar 2010 veröffentlicht. Diese zeigten, dass Kinder, die mit 9 Monaten vier grundlegende Meilensteine der grobmotorischen Entwicklung nicht durchlaufen hatten – freies Sitzen, Krabbeln, Stehen und erste Schritte – bei allgemeinen kognitiven Tests, die im Alter von 5 Jahren durchgeführt wurden, im Vergleich zu einer Kontrollgruppe, die alle Meilensteine durchlaufen hatte, 5 Punkte zurücklagen.

Eine Verzögerung in der grob- und feinmotorischen Entwicklung im ersten Lebensjahr korrelierte signifikant mit der kognitiven Entwicklung und der Verhaltensregulierung im fünften Lebensjahr. [14]

Schulreife setzt weitaus mehr voraus als lediglich das Erreichen des chronologischen Schuleintrittsalters. Um angemessene Schulleistungen zu erbringen, muss ein Kind in der Lage sein, still zu sitzen, sich auf eine Aufgabe zu konzentrieren, ohne durch irrelevante Stimuli abgelenkt zu werden, ein Schreibgerät richtig zu halten und damit umgehen zu können, die Augenbewegungen zu steuern, die erforderlich sind, um ein stabiles visuelles Bild im Buch oder Heft zu erhalten, eine gedruckte Zeile zu verfolgen, ohne dass die Augen „springen" oder die Zeile verlieren und den visuellen Fokus von Fern- auf Nahdistanz und umgekehrt mühelos umzustellen. Hierbei handelt es sich um physische Fähigkeiten, die mit der Entwicklung und Reifung motorischer Fähigkeiten und posturaler Kontrolle verbunden sind. Wachstum und körperliche Entwicklung sind für die Erziehung von gleicher Bedeutung wie für die Pädiatrie, doch sind sie weitestgehend vom Erziehungssystem ignoriert worden, seitdem die Routineüberprüfung aller Kinder im Rahmen der Schulreifetests in den 1980er Jahren (in Großbritannien) aufgegeben wurde.

Das Verschwinden der Tests in Bezug auf den jeweiligen Entwicklungsstand jedes einzelnen Kindes im Schuleintrittsalter war die Folge zweier Veränderungen im administrativen System des gesamten sonderpädagogischen Bereichs in Großbritannien. Als erstes wurde die Verantwortung für das Management der Förderbedürftigkeit vom Gesundheitsministerium auf das Erziehungsministerium verschoben. Das bedeutete, dass die Verantwortung für die Forschung nach den Ursachen sonderpädagogischen Förderbedarfs aus der Domäne der Medizin auf die Domäne der Erziehungspsychologie und der Sonderpädagogik verlagert wurde. Unter diesen Bedingungen wurde die überprüfung des körperlichen Entwicklungsstandes der Kinder als Standard fallengelassen, während die überprüfung der *kognitiven* Fähigkeiten nach wie vor gesichert war. Als zweites – so in den Worten eines Pädiaters im Ruhestand:

„... traten wir in eine Ära evidenzbasierter Medizin ein, als es erforderlich wurde, eine evaluierte Therapie für jegliches Problem, welches als Ergebnis eine Routineüberprüfung entdeckt wurde, anzubieten – zu einer Zeit, als wir (die medizinische Profession) noch nicht über die Ressourcen oder eine effektive Standardtherapiemethode verfügten – und das routinemäßige Überprüfen der Entwicklung jedes Kindes wurde fallen gelassen."[15]

Eine der Folgen dieser Veränderungen ist, dass Kinder, die in spezifischen Aspekten ihrer physischen Entwicklung verzögert sind, aber keine medizinische Diagnose erhalten, einfach durch das Netz unterstützender Dienste rutschen, die zur Stelle sein sollten, um zugrunde liegende Faktoren zu identifizieren und entsprechende Therapien oder pädagogische Maßnahmen einzuleiten. Diese Kinder laufen Gefahr, nicht ihrer Intelligenz gemäße Leistungen in der Schule zu erbringen – nicht, weil sie nicht intelligent und motiviert genug sind, sondern weil einige der physischen Fähigkeiten, die erforderlich sind, die vorhandene Intelligenz in entsprechende Schulleistungen umzusetzen, unterentwickelt sind. Darüber hinaus wird häufig von Lehrkräften angenommen, dass diese Kinder durchaus ausreichende Schulleistungen erbringen. Sie werden deshalb nicht als „Underachiever" identifiziert und erhalten daher die eigentlich benötigte Förderung nicht. „Sie bewegen sich nur knapp unterhalb des zu erwartenden altersgemäßen Leistungsvermögens."[16] Werden zugrunde liegende Probleme, die mit der Entwicklung physischer Fähigkeiten verbunden sind, nicht erkannt, laufen diese Kinder erhöhte Gefahr, nicht nur in der Schule zu versagen, sondern auch unter Frustrationen zu leiden und „sekundäre" Verhaltensprobleme zu entwickeln.

Es gibt viele Ursachen für Lernversagen:

Faktoren wie häuslicher Hintergrund, Schulbesuchszeiten, Unterrichtsqualität, sozio-psychologische Zusammenhänge, Lernschwierigkeiten etc. müssen berücksichtigt werden. Jedoch ist neuromotorische Unreife ein signifikanter Faktor, bei dem Schulen mit Hilfe eines vom INPP entwickelten therapeutischen Bewegungsübungsprogramms etwas ausrichten können. [13], [16]

Bei einigen Kindern können mit entsprechender pädagogischer Förderung Lernbarrieren entfernt werden. Allerdings ist es bei Kindern mit neuromotorischer Unreife eher unwahrscheinlich, dass durch herkömmliche pädagogische Methoden, auf „Underachievement" zu reagieren, Langzeiteffekte erreicht werden. Zu diesen Methoden zählen:

- Zusätzlicher Unterricht im Bereich der Lerndefizite verbunden mit weiterer Übung darin.
- Erfassen des „spezifischen Förderbedarfs" zur Maximierung der Lernleistungen.
- Bereitstellung von Strategien oder Vorkehrungen für spezifische Erfordernisse im Klassenzimmer.

Die Identifizierung zugrunde liegender physischer Faktoren eröffnet die Möglichkeit effektiver Fördermaßnahmen, die auf die spezifischen Fehlfunktionen abzielen.

Die INPP Screening-Tests sind mit dem Ziel zusammengestellt worden, die Lücke zu verringern, die zwischen Medizin, Pädagogik und Psychologie in Bezug auf die Aufgabe besteht, Kinder zu identifizieren, die physisch begründete Lernbarrieren haben.

1.9 Was ist die Zielsetzung entwicklungsbezogener Screening-Tests?

Screening-Tests sind Tests, die auf der Grundlage evidenzbasierter Forschung entwickelt wurden, welche konsistent gezeigt hat, dass ein Cluster spezifischer Symptome häufig mit spezifischen Störungen oder Dysfunktionen verbunden ist.

Screening-Tests dürfen *nicht* dafür genutzt werden, um eine Diagnose zu stellen. Sie sollten Fachleuten vielmehr als Hilfsmittel dienen, diejenigen Personen zu identifizieren, die eventuell einer weitergehenden Untersuchung durch eine Spezialistin oder einen Spezialisten bedürfen, oder auch als Indikatoren für spezielle Überprüfungs- oder Therapiemethoden.

Screening-Tests sollen *nicht* neurologische, pädagogische oder psychologische Standardtests ersetzen, die von ausgebildeten Fachleuten durchgeführt werden, doch können sie hilfreich sein, Faktoren zu entdecken, die den auftretenden Problemen zugrunde liegen.

Die Termini „Screening" und „Assessment" sind nicht untereinander austauschbar. Screening ist ein vorläufiger Prozess, um unter allen Kindern diejenigen Kinder herauszufiltern, die Gefahr laufen, später Probleme in der Schule zu bekommen (z.B. nicht in der Lage sind, die schulischen Anforderungen zu erfüllen) oder auch jene, die besonderer Unterstützung beim Lernen bedürfen (z.B. bei Hochbegabung oder unterschiedlichen Formen der Behinderung). In beiden Fällen sollte ein Kind mit stark ausgeprägten Hinweisen auf Anomalität zu weiterer Abklärung überwiesen werden, um entscheiden zu können, ob Behandlungsbedürftigkeit wegen einer spezifischen Störung (z.B. visuelle Probleme, auditive Probleme, motorische Probleme etc.) vorliegt, ob das reguläre Unterrichtsprogramm adaptiert werden sollte oder ob spezielle erzieherische Maßnahmen angezeigt sind.

Der INPP Screening-Test besteht aus einer Reihe Tests aus unterschiedlichen Quellen, die einen allgemeinen Überblick über die *neuromotorischen Fähigkeiten und die neuromotorische Reife* eines Kindes im Hinblick auf schulische Anforderungen liefern. Sie sollten nicht als Grundlage dafür genutzt werden, Kinder von bestimmten Aktivitäten oder aus der Klassengemeinschaft auszuschließen, sondern sind lediglich dafür gedacht, einen Hinweis auf die neuromotorischen Leistungen eines Kindes bei einer Reihe von Fähigkeiten zu geben, die erforderlich sind, um kognitives Lernen zu unterstützen.

1.10 Warum sollte man Haltung und Gleichgewicht überprüfen?

Haltung ist definiert als die gegen die Schwerkraft gerichtete reflexive Anpassung des Körpers eines Lebewesens an die Umwelt, in der es lebt. Haltung hängt von Reflexaktionen ab, die als Ergebnis der Integration mehrerer sensorischer Inputs und schneller angepasster motorischer Reaktionen unter vorrangiger Einbindung des visuellen, propriozeptiven und vestibulären Systems ablaufen.

Haltung bedeutet unbewusste, nicht durch Aufmerksamkeit gesteuerte, gegen die Schwerkraft gerichtete Anpassung an die Umwelt. [17]

Wenn Reflexaktionen effizient und auf einem entwicklungsgemäßen Level ablaufen, befreien sie „höhere" kognitive Zentren im Gehirn von der bewussten Einbeziehung in die Aufrechterhaltung der Haltungskontrolle. Anders gesagt: Wenn Reflexe nicht altersgemäß arbeiten, dann muss die bewusste Aufmerksamkeit von kognitiven Aufgaben weg auf die Anpassung und Aufrechterhaltung posturaler Kontrolle gerichtet werden. Haltung ist ebenfalls grundlegend für den Erhalt des statischen Gleichgewichts und für die Bereitstellung eines Bezugsrahmens für die Koordination sowie einer stabilen Grundlage für Zentren, die an der Steuerung der Augenbewegungen beteiligt sind.

1.11 Warum sollte man Tests zur Überprüfung des Gleichgewichts durchführen?

Gleichgewicht ist ein kontinuierlicher dynamischer Prozess, der durch das Zusammenspiel unterschiedlicher Kräfte, insbesondere der Schwerkraft, beschrieben werden kann. Es agiert mit der motorischen Kraft der Skelettmuskeln. Ein Kind ist im Gleichgewicht, wenn es Körperhaltungen, Körperstellungen und innere Einstellungen aufrechterhalten und steuern kann. [18] Gleichgewicht ist das Endprodukt einer Zusammenarbeit auf zerebellarer Ebene zwischen Propriozeption, vestibulärer Funktion und Sehen. Haltung und Gleichgewicht zusammen bilden die Basis für motorische Aktivitäten, von denen alle physischen Aspekte des Lernens abhängen:[19]

Um ein Gefühl für Gleichgewicht zu haben, muss man jederzeit wissen, wo im Raum man sich befindet. Bei Wirbeltieren ist der Kopf der Bezugspunkt für den Gleichgewichtsmechanismus. Das vestibuläre System (Gleichgewichtsmechanismus) gibt dem Gehirn Informationen über die Stellung des Kopfes in Bezug auf die externe Umwelt. Das propriozeptive System informiert das Gehirn über die Stellung des Kopfes in Bezug auf den Rest des Körpers und damit darüber, wo sich der Kopf im Hinblick auf seine Stützbasis befindet. Jedwede Bewegung jedes einzelnen Körperteils vollzieht sich im Rahmen des Orientiertseins des Gehirns darüber, wo sich der Körper in Bezug zu seiner strukturellen Stützbasis befindet. Mit diesen drei Inputs kann das Gehirn ein Modell von Kopf und Körper in Bezug auf sich selber und zur externen Welt entwerfen.'

Anomale primitive Reflexe bei einem Schulkind geben einen klaren Hinweis auf einen Mangel an Integration dieser drei Systeme, die für das Gefühl, wo im Raum es sich befindet, von fundamentaler Bedeutung sind. Gleichgewichtsprobleme können sich in vielfacher Hinsicht zeigen:

- Haltungskontrolle
- Koordination
- Steuerung der Augenbewegungen (wirkt sich auf die visuelle Wahrnehmung aus)

- Wahrnehmung, z. B. Vertigo (Schwindel), Richtungssinn
- vegetative Symptome, z. B. Übelkeit, Schwindelgefühle, Desorientierung

Die Beherrschung des Gleichgewichts liefert nicht nur die physische Stabilität für die Bewegung durch den Raum, sondern stellt auch einen der Hauptreferenzpunkte für kognitive Tätigkeiten im Raum dar, u. a. Orientierung (das Wissen um seinen Ort im Raum als Voraussetzung dafür, sich im Raum zu bewegen), Richtungswahrnehmung (erforderlich, um seinen Weg zu finden, die Ausrichtung von Symbolen zu verstehen, z. B. b und d, p und q wie auch 2 und 5, und um die analoge Uhr oder einen Kompass lesen zu können) und mentale Raumvorstellungen, um erkennen zu können, dass Addition und Subtraktion wie auch Multiplikation und Division dieselben Prozesse in Umkehrung sind.

1.12 Worin besteht der Unterschied zwischen statischem und dynamischem Gleichgewicht?

Statisches Gleichgewicht beschreibt die Haltungsbewahrung, die aus stabilisierten Körperhaltungen besteht. Statisches Gleichgewicht ist notwendig, um in eingenommenen körperlichen Positionen still zu bleiben. Kinder, die eine schlechte Kontrolle über ihr statisches Gleichgewicht haben, finden es schwierig, still zu sitzen oder zu stehen. Diese Kinder neigen dazu, bei Aktivitäten unruhig zu sein, die eigentlich eine ruhige Körperhaltung erfordern. Sie müssen in Bewegung sein, um ihre Körperkontrolle zu bewahren. Sie zappeln z. B. beim Schreiben oder beim passiven Zuhören, können jedoch durchaus über eine relativ gute Koordination verfügen, wenn sie sich sportlich betätigen.

Einige Studien verweisen auf einen Zusammenhang von Gleichgewichtsproblemen im Einbeinstand und spezifischen Sprachentwicklungsstörungen. [17]

Dynamisches Gleichgewicht besteht aus den unterschiedlichen Haltungsübergängen und -anpassungen bei der Ausübung rascher Bewegungen. Kinder mit schlecht entwickelter Kontrolle über das dynamische Gleichgewicht neigen dazu, wildere körperliche Aktivitäten zu vermeiden, auch solche Aktivitäten, die eine Veränderung der Position im Raum beinhalten, wie z. B. Rolle vorwärts oder Sprünge über Gegenstände. Ihnen fehlt es an Selbstvertrauen in Situationen, die schnelle angepasste Reaktionen erfordern.

1.13 Worin liegt die Bedeutung posturaler Kontrolle für das Lernen?

Haltung ist nicht nur eine neuro-*physiologische* Funktion, die die körperliche Stabilität und Mobilität gegenüber der Schwerkraft sicherstellt, sondern auch „primär ein zentrales neuro-*psychologisches* System, welches eine große Bandbreite an funktionalen Ebenen von den spinalen Reflexen bis zu höheren mentalen Prozessen umfasst“. [20] Die posturale Kontrolle ist mit mindestens drei Wahrnehmungssystemen verbunden:

- Gleichgewicht,
- Propriozeption und
- Sehen.

Eine Störung in jedem dieser Systeme oder in der Art und Weise, in der sie zusammenarbeiten, kann die Wahrnehmungsprozesse beeinträchtigen, von denen alle höheren geistigen Fähigkeiten abhängen. Haltung unterstützt und spiegelt zugleich die funktionale Verbindung zwischen Gehirn und Körper wider – in einem Ausmaß, dass behauptet wurde, dass es nichts im Geistigen gibt, was sich nicht auch in der Körperhaltung ausdrückt. [21]

1.14 Primitive Reflexe: Warum wurden diese drei Reflexe für die Überprüfung ausgewählt?

Eine *detaillierte Überprüfung* des Reflexstatus sollte nur von einer im Bereich kindliche Entwicklung fachlich qualifizierten Person durchgeführt werden, die im Rahmen einer umfassenden Fortbildung eine spezielle Unterweisung in die Testung frühkindlicher Reflexe erhielt (z.B. Arzt, Physiotherapeutin, Ergotherapeut, INPP-Entwicklungsförderin). Doch für *pädagogische Zwecke* und zum Zwecke eines *Screenings* sind drei primitive Reflexe ausgewählt worden, die sich konsistent als Lernbarrieren erwiesen haben, sollten sie beim Schulkind noch gefunden werden:

- der asymmetrisch-tonische Nackenreflex (ATNR)
- der symmetrisch-tonische Nackenreflex (STNR)
- der tonische Labyrinth-Reflex (TLR)

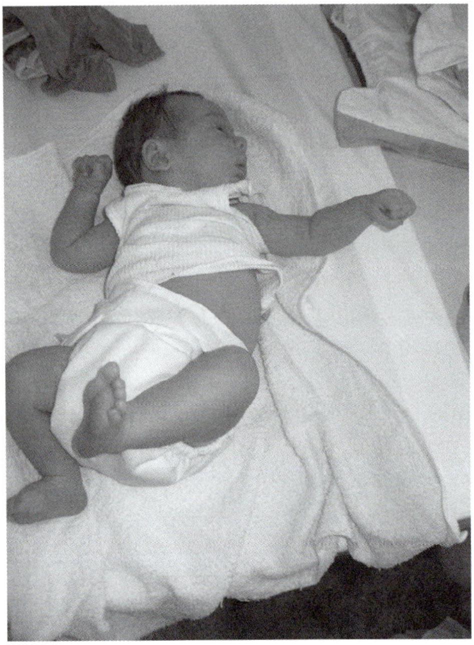

Abbildung 1-1: ATNR beim Neugeborenen.

1.14.1 Der asymmetrisch-tonische Nackenreflex (ATNR)

In einer normalen Entwicklung bildet sich der asymmetrisch-tonische Nackenreflex (ATNR) circa in der 18. Schwangerschaftswoche heraus, etwa zu dem Zeitpunkt, wenn die Mutter die ersten Bewegungen ihres Babys zu spüren beginnt. Eine Kopfdrehung zur Seite löst Streckung von Arm und Bein auf der Seite aus, zu der der Kopf gedreht wird, und Beugung von Arm und Bein auf der anderen Seite. Dieser Reflex nimmt im weiteren Verlauf der Schwangerschaft an Stärke zu und sollte zum Geburtszeitpunkt eines voll ausgetragenen Babys vollständig entwickelt sein.

In den ersten Lebensmonaten hat der ATNR Anteil an der Spontanmotorik. Er bewirkt homolaterale Bewegungen und repräsentiert eine der frühesten Trainingsmethoden für die Hand-Auge-Koordination. Normalerweise wird er zwischen dem 4. und 6. Lebensmonat gehemmt (Abbildung 1-1, Abbildung 1-2).

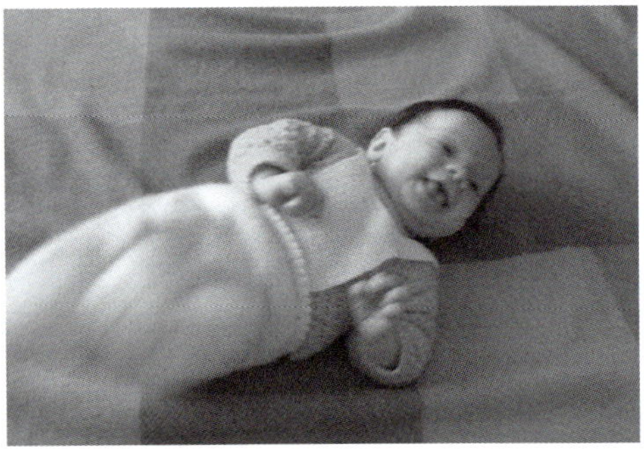

Abbildung 1-2: ATNR, gehemmt, ca. 6. Lebensmonat.

Eine fortbestehende Präsenz des ATNR über den 6. Lebensmonat hinaus kann die Entwicklung nachfolgender motorischer Fähigkeiten stören, wie Drehen, Kriechen, die Fähigkeit, die Mittellinie zu kreuzen und die Gleichgewichtskontrolle in der Aufrichtung, wenn der Kopf zu einer Seite gedreht wird. All dies kann die bilaterale Integration, Augenbewegungen und die Hand-Auge-Koordination beeinträchtigen. Einige Beobachtungen deuten darauf hin, dass ein persistierender ATNR überdies die Entwicklung einer Seitendominanz stören kann. [22], [23] Beim Schulkind können Restreaktionen eines ATNR Aktivitäten stören, die das Kreuzen der Körpermittellinie erfordern, insbesondere beim Schreiben. Ist der Reflex in Verbindung mit anderen Reflexen präsent, die mit der für das Lesen erforderlichen Steuerung der Augenbewegungen verbunden sind, kann er zu einem Hindernis für das Lesenlernen werden. Bei einigen Kindern mit Leseschwierigkeiten fand man eine höhere Prävalenz des ATNR. [11]

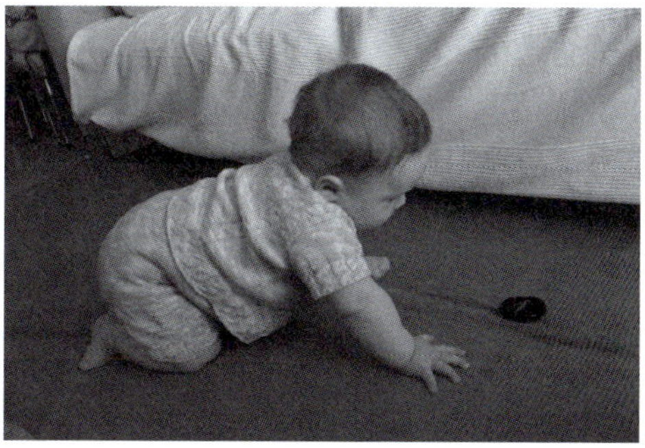

Abbildung 1-3: STNR in Streckung.

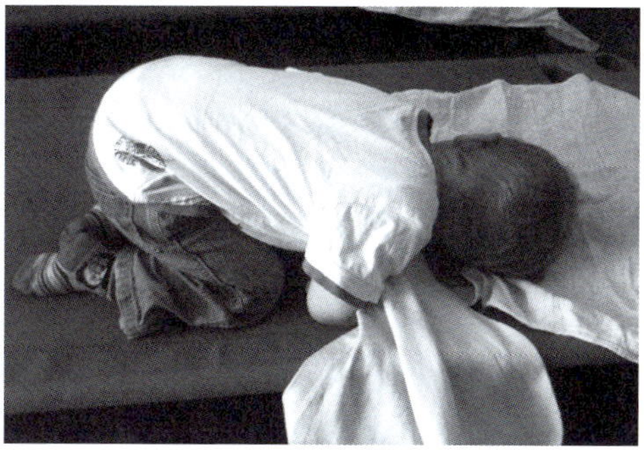

Abbildung 1-4: STNR in Beugung.

1.14.2 Der symmetrisch-tonische Nackenreflex (STNR)

Der symmetrisch-tonische Nackenreflex (STNR) ist zum Zeitpunkt der Geburt für einige Tage präsent, schwächt sich ab, um dann zwischen dem 5. und 8. Lebensmonat erneut aufzutreten – etwa zu der Zeit, in der das Kind lernt, sich in Vorbereitung auf das Krabbeln auf Hände und Knie hochzudrücken. Er sollte nur eine kurze Zeit lang aktiv sein, da ein Fortbestehen die nächsten Entwicklungsstufen des Krabbelns auf Händen und Knien, des Sitzens und Stehens und der Hand-Auge-Koordination stören kann.

Der STNR wird im Vierfüßlerstand (quadrupede Position) ausgelöst. Wird der Kopf angehoben, erhöhen sich der Strecktonus in den Armen und der Beugetonus in den Hüften und Knien (Abbildung 1-3).

Wird der Kopf gebeugt, erhöht sich der Beugetonus in den Armen mit der Folge, dass sie sich beugen, und der Strecktonus von Hüften und Knien verstärkt sich (Abbildung 1-4).

Der STNR hat eine wichtige Funktion, das Kind in seiner Überwindung der Schwerkraft zu unterstützen – zunächst, um auf Hände und Knie zu kommen und dann, um sich im Kinderbett, im Laufstall oder an einem Möbelstück zum Stand hochzuziehen. Jedoch sollte er sich im Vierfüßlerstand, nachdem das Kind in dieser Position Sicherheit erlangt hat oder in aufrechter Haltung, sowie das Kind gelernt hat frei zu stehen, nicht weiter auswirken. Ist er zu dem Zeitpunkt, zu dem das Kind laufen gelernt hat, nicht erfolgreich gehemmt, wird die Verteilung des Muskeltonus von Ober- und Unterkörper weiterhin durch die Kopfhaltung beeinflusst.

Beim Schulkind kann dies besonders deutlich in der Sitzhaltung beim Schreiben beobachtet werden: Wenn das Kind auf sein Heft schaut, wollen sich seine Arme beugen (und die Beine sich strecken). Es beugt sich immer tiefer über sein Heft, bis es in manchen Fällen beim Schreiben mit dem Kopf ganz auf dem Tisch liegt (Abbildung 1-5). Mit erhobenem Kopf kann es aufrecht sitzen, doch jedes Mal, wenn es nach unten schaut, beugen sich die Arme. Die umgekehrte Situation erfolgt, wenn es den Kopf in den Nacken legt: Die Arme strecken sich und die Beine beugen sich.

Eine Persistenz des STNR kann nicht nur die Beibehaltung der Sitzposition unbehaglich und anstrengend machen, sondern kann auch spe-

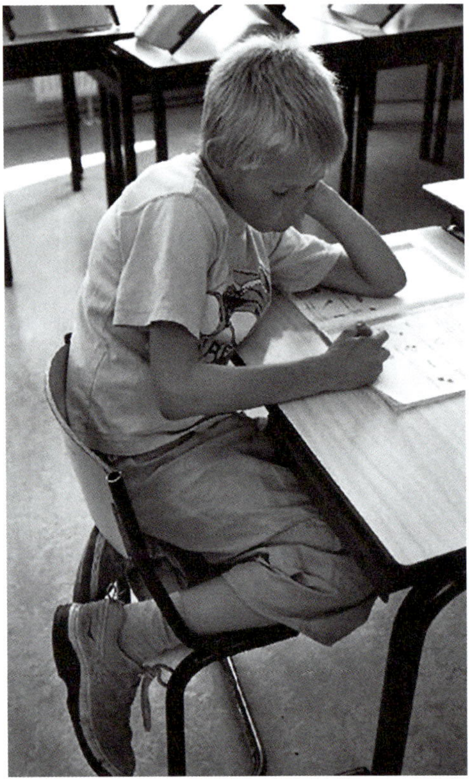

Abbildung 1-5: Typische Sitzhaltung bei einem STNR in Beugung.

zifische Auge-Hand-Koordinationen beeinträchtigen, wie z.B. solche, die benötigt werden, um beim Essen die Hand sicher zum Mund zu führen. Kinder mit Restreaktionen eines STNR kleckern häufig beim Essen, da sie Schwierigkeiten haben, eine Gabel, einen Löffel oder ein Glas zum Mund zu führen, ohne den Inhalt auf dem Weg dahin zu verschütten. Der Reflex kann darüber hinaus auch die Entwicklung spezifischer okulomotorischer Fähigkeiten beeinträchtigen, wie z.B. eine gute Akkommodationsgeschwindigkeit, die für das Abschreiben von der Tafel oder das Verfolgen eines sich schnell nähernden Objekts (z.B. um einen Ball zu fangen) erforderlich ist, und die vertikalen Augenbewegungen, die für das korrekte Untereinanderschreiben der Zahlen beim Rechnen [24] und für das Einschätzen von Höhen benötigt werden.

1.14.3 Der tonische Labyrinthreflex (TLR)

Der tonische Labyrinthreflex (TLR) ist bei der Geburt präsent. Er ermöglicht eine erste (primitive) Reaktion auf die Schwerkraft, die sich mit der Entwicklung von Kopfkontrolle, Muskeltonus und Haltungskontrolle nach und nach abschwächt. Hält man das Neugeborene in Rückenlage und senkt dessen Kopf unter die Wirbelsäulenebene hinweg nach unten, so strecken sich Arme und Beine; wird der Kopf über die Wirbelsäulenebene hinweg angehoben, beugen sich Arme und Beine. Wenn sich in den ersten Wochen und Monaten die Kopfstellreaktionen entwickeln, wird der TLR durch eine Reihe reiferer posturaler Reaktionen ersetzt, die die Anpassung der Kopfposition in Reaktion auf Bewegungen des Körpers oder der Umwelt unterstützen. Diese automatischen Kopfstellreaktionen sind die Basis nicht nur für die Gleichgewichtskontrolle und Koordination im Allgemeinen, sondern auch für die Steuerung von Augenbewegungen.

Ein fortbestehender Einfluss des TLR über 3,5 Jahre hinaus wird verbunden mit Problemen im Gleichgewicht, mit der Tonusregulation und der Steuerung der Augenbewegungen, die für Lesen, Schreiben, Abschreiben und Rechnen benötigt werden. Auch können räumliche Fähigkeiten beeinträchtigt sein, da räumliche Wahrnehmung und räumliches Denken in erster Linie davon abhängen, dass man über einen sicheren räumlichen Bezugspunkt verfügt.

1.15 Forschungsstand zum Zusammenhang von Gleichgewicht, Haltung, Reflexen und Schulerfolg

Die Auffassung, dass neurologische Dysfunktionen Lernproblemen zugrunde liegen können, ist nicht neu – genauso wenig wie die Theorie, dass Interventionsprogramme, die auf die Verbesserung neurologischer Dysfunktionen abzielen, positive Auswirkungen auf Schulleistungen haben können.

Entwicklungsstörungen wurden im 19. Jahrhundert vornehmlich in Hinblick auf zwei Varianten von Entwicklungsverzögerungen betrachtet: kognitive Entwicklungsverzögerung im Falle von geistiger Behinderung und motorische Entwicklungsverzögerung bei Zerebralparese. Weniger schwere Symptome wie die Diskrepanz zwischen Intelligenz und Fähigkeiten in den Bereichen Sprache und Lernen, Kommunikation und soziale Interaktion wie auch der frühkindliche Autismus gerieten erst im 20. Jahrhundert in den Fokus.

Um 1920 waren die Franzosen die ersten, die eine Verbindung zwischen „motorischer Unbeholfenheit" und Lernschwierigkeiten erkannten, [25] ein Phänomen, das sie gelegentlich als „psychomotorisches Syndrom" bezeichneten. 1940 beschrieb Richmond Shepard Paine [26] bei Kindern mit spezifischen Lernschwierigkeiten die Präsenz mehrerer einzelner motorischer Auffälligkeiten, wie Unbeholfenheit, Tremor, Hyperreflexie oder leichte Auffälligkeiten im Gangbild. Charakteristische Züge bei Kindern mit Lernproblemen seien Probleme in der auditiven und visuellen Wahrnehmung, eine gestörte Raumvorstellung, eine verringerte Aufmerksamkeitsspanne, Schwierigkeiten im abstrakten Denken und generell verzögertes Erreichen von Lernzielen. Schwach ausgeprägte epileptische Symptome wurden ebenfalls gelegentlich beobachtet. [18]

In anderen Ländern begann man den Terminus „minimale zerebrale Dysfunktion" (MCD) zu verwenden. MCD wurde 1966 von Samuel Clements formal als eine Kombination durchschnittlicher und überdurchschnittlicher Intelligenz mit bestimmten schwach bis stark ausgeprägten Lern- oder Verhaltensproblemen definiert, die für die von der Norm abweichende Funktionsfähigkeit des zentralen Nervensystems charakteristisch sei. Hinzukommen können Beeinträchtigungen der visuellen und auditiven Wahrnehmung, der Begriffsbildung, der Sprache, Gedächtnisleistungen, der Steuerung von Aufmerksamkeit, Impulsen und motorischen Funktionen. [27] Doch nachdem mehr als 99 mögliche Symptome als diagnostische Kriterien für MCD zusammenkamen, wurde der Terminus in den 1970er Jahren als zu wenig präzise verworfen.

Dass die Persistenz primitiver Reflexe eines der Zeichen bei Zerebralparese ist, ist eine seit Langem anerkannte Tatsache. Bei Zerebralparese ist dies die Folge von Hirnschädigung oder einer anomalen Entwicklung, die vielleicht bereits pränatal, bei der Geburt oder postnatal einsetzte. [28], [29], [30], [31], [32], [33], [34] Eine Schädigung des unreifen Gehirns stört dann den normalen Reifungsprozess einer vorhersagbaren, ordnungsgemäßen Entwicklungsabfolge. Dies führt zu mangelnder Hemmung mit der Folge, dass die für die frühe Kindheit charakteristischen primitiven, undifferenzierten Muster der Bewegungssteuerung fortbestehen, die von einem anomalen Muskeltonus, einer unzureichenden Entwicklung posturaler Kontrolle, beeinträchtigten Bewegungsmustern und insgesamt von einer verzögerten motorischen Entwicklung begleitet sind. Lange wurde angenommen, dass ein Fortbestehen primitiver Reflexe in Abwesenheit einer Pathologie – auch in geringerer Ausprägung – nicht möglich sei. Deshalb waren primitive Reflexe bei Kindern mit nicht so schwerwiegender motorischer Entwicklungsverzögerung oder einfach nur mit Zeichen spezifischer Lernschwierigkeiten nicht Gegenstand von Forschung.

In den 1970er Jahren starteten von unterschiedlichen Denkschulen aus erste Untersuchungen über das Bestehen anomaler oder unreifer Reflexe bei Kindern mit spezifischen Lernschwierigkeiten. So führte eine Ergotherapeutin an der Universität Kansas 1970 eine Studie durch, in der sie den Reflexstatus einer Gruppe neurologisch beeinträchtigter Kinder mit einer Gruppe ohne bekannte neurologische Beeinträchtigungen verglich. Jedes Kind der Gruppe mit diagnostizierter Beeinträchtigung wies anomale Reflexe auf. Acht von neunzehn

Kindern in der „normalen" oder Vergleichsgruppe zeigten ebenfalls einige Reflexanomalitäten. Anschließend fand man heraus, dass von diesen 8 Kindern eines Verhaltensprobleme hatte und die restlichen Kinder entweder Lese- und/oder graphomotorische Probleme hatten. [35]

Im selben Jahr und ebenfalls an der Universität von Kansas machte sich Barbara Rider, eine weitere Ergotherapeutin, daran, die Prävalenz anomaler Reflexantworten bei normalen Zweitklässlern zu überprüfen. Deren Ergebnisse verglich sie mit denen einer Gruppe lernbehinderter Kinder. Sie fand heraus, dass die lernbehinderten Kinder signifikant mehr Reflexreaktionen zeigten als die normalen Kinder. Sie verwendete die Ergebnisse des *Wide Range Achievement Tests (WRAT)* als unabhängigen Vergleichsmaßstab und setzte sie dann in Bezug auf vorhandene anomale oder nicht bestehende Reflexaktivität. Kinder mit integrierten Reflexen hatten durchgehend bessere Werte als jene mit anomalen Reflexen. [36]

1976 untersuchte Miriam Bender an der Universität von Purdue die Auswirkungen nur eines Reflexes, des symmetrisch-tonischen Nackenreflexes (STNR), auf Schulleistungen. Sie fand, dass der Reflex bei 75 % in der Gruppe der lernbehinderten Kinder präsent war und bei keinem der Kinder der Vergleichsgruppe, die keine Vorgeschichte von Lernschwierigkeiten hatten. Darüber hinaus entwickelte sie eine Reihe von Übungen mit dem Ziel, den STNR zu hemmen und beobachtete, dass sich viele der bei den Kindern bestehenden Symptome verbesserten. [37]

1978 erkannte A. Jean Ayres, die Begründerin der Sensorischen Integrationstherapie (SI), dass einige der Hauptsymptome, die sich bei Kindern mit Störungen der posturalen und bilateralen Integration zeigten, „schlecht entwickelte posturale Reaktionen, unreife Gleichgewichtsreaktionen, unzureichende Augenmuskelkontrolle und Defizite in einer Anzahl subtiler Parameter [waren], die mit der Tatsache zusammenhängen, dass der Mensch ein bilaterales und symmetrisches Wesen ist". [38] Eines der Ziele der Sensorischen Integrationstherapie (SI) war, „nicht spezielle Fertigkeiten zu lehren wie das Abgleichen visueller Stimuli, das Abspeichern einer Lautsequenz, die Unterscheidung eines Lautes vom anderen, das Zeichnen von Linien von einem Punkt zum anderen oder sogar basalen schulischen Lernstoff. Viel eher besteht das Ziel darin, die Fähigkeiten des Gehirns zu verbessern zu lernen, *wie* diese Dinge gemacht werden". [38] Die Zielsetzung bestand in der Veränderung der das Lernen störenden neurologischen Dysfunktion und nicht in der Behandlung der Symptome der Dysfunktion.

1994 führte Wilkinson eine Replikationsstudie von Riders Studie aus dem Jahr 1970 aus. [39] Sie fand nicht nur einen Zusammenhang zwischen Restreaktionen primitiver Reflexe und spezifischen Lernschwierigkeiten, sondern identifizierte auch eine Verbindung zwischen Restreflexen und schulischem Underachievement. Ihre Ergebnisse wiesen darauf hin, dass ein Reflex – der tonische Labyrinthreflex (TLR) – vielen der sich zeigenden Lernschwierigkeiten zugrunde lag und dass es einen Zusammenhang zwischen der fortgesetzten Präsenz des Moro-Reflexes und spezifischen Problemen mit Mathematik gab.

Goddard Blythe und Hyland (1997) untersuchten Unterschiede in der frühen Entwicklung von 72 Kindern mit diagnostizierten spezifischen Lernschwierigkeiten im Vergleich zu Kindern ohne Hinweise auf Lernschwierigkeiten. Dabei setzten sie den entwicklungsbezogenen Fragebogen des INPP (*INPP Developmental Screening Questionnaire*) ein. [40], [41], [42] Sie fanden signifikante Unterschiede in den Vorgeschichten der beiden Gruppen. In der Gruppe der Kinder mit spezifischen Lernschwierigkeiten fand sich eine deutlich höhere Inzidenz von Vorkommnissen in der frühen Kindheit oder Anzeichen von Verzögerungen in der motorischen und sprachlichen Entwicklung sowie Faktoren, die mit der Funktionstüchtigkeit des Immunsystems zusammenhingen. Motorische und sprachliche Entwicklungsverzögerungen waren von besonderer Signifikanz in der Gruppe mit spezifischen Lernschwierigkeiten. [43]

Andere Studien, in denen die Persistenz anomaler Reflexe bei Kindern untersucht wurde, zeigten bei Kindern mit spezifischen Leseschwierigkeiten insbesondere den ATNR als noch präsent [9], [11], [44] und bei einer Stichprobe von Kindern mit Legasthenie [10], Aufmerksamkeitsdefizit [45], [46], Sprachentwicklungsstörung [47], Defiziten in den visuellen Fähigkeiten [48] und schulischem Underachievement [19] fanden sich anomale primitive Reflexe und posturale Reaktionen.

Untersuchungen zur Inzidenz anomaler Restaktivität frühkindlicher Reflexe in einem Sample von 672 Kindern in sieben Regelschulen Nordirlands zwischen 2003 und 2004 ergaben, dass 48 % der 5- bis 6-Jährigen und 35 % der 8- bis 9-Jährigen noch Spuren primitiver Reflexe hatten. 15 % [49] der 8- bis 9-jährigen Schülerinnen und Schüler lagen mit ihrem Lesealter unterhalb ihres chronologischen Alters. Von diesen zeigten 28 Kinder ein stärkeres Ausmaß fortbestehender Reflexe. Ein stärkeres Ausmaß fortbestehender Reflexe konnte mit schlechten Schulleistungen in der Ausgangssituation korreliert werden. In der Gruppe der jüngeren Schülerinnen und Schüler konnten fortbestehende Reflexe mit schlechten kognitiven Leistungen, schlechtem Gleichgewicht und – entsprechend der Beurteilung durch die Lehrerschaft – mit schlechter Konzentration/Koordination korreliert werden. Neurologische Ergebnisse und Lehrerbeurteilungen in der Ausgangssituation erlaubten Vorhersagen in Bezug auf schlechtere Lese- und Rechtschreibnoten am Ende der Studie. [6]

Einige Forschungsergebnisse legen nahe, dass Kinder, die in sozial benachteiligten Gegenden aufwachsen, ein höheres Risiko haben, schulische „Underachiever" zu werden – nicht nur aufgrund fehlender angemessener Förderung in ihrer Sprach- und Leseentwicklung, sondern auch aufgrund unreifer motorischer Fähigkeiten. [49], [50] Empirische Forschungsergebnisse weisen überdies auf einen Zusammenhang zwischen neuromotorischer Unreife, definiert durch die fortgesetzte Präsenz primitiver Reflexaktivität, und einigen Verhaltensproblemen bei Kindern hin. [51], [52]

1.16 Welche Evidenz liegt vor, dass eine Intervention in Form eines Bewegungsprogramms, das auf der Ebene der primitiven Reflexe ansetzt, schulische Leistungsfähigkeit verbessert?

Üblicherweise besteht bei der Behandlung von Lernproblemen die Tendenz, an den Symptomen anzusetzen, d. h. der Fokus wird auf Lernmethoden gelegt und auf das als erforderlich angesehene zusätzliche Üben von Lesen, Schreiben, Rechtschreibung und Rechnen. Dies kann auch durchaus erfolgreich sein, wenn die Probleme eine direkte Folge ungeeigneten Unterrichts oder grundlegender Lerndefizite sind. Jedoch können die Probleme dann nicht zufriedenstellend gelöst werden, wenn sie Folge von Defiziten zugrunde liegender physischer Fähigkeiten sind, auf denen höhere kognitive Lernprozesse basieren.

Das Konzept, Bewegungsübungsprogramme zur Verbesserung des Lernens einzusetzen, ist keinesfalls neu. Kephart [53], Frostig [54], Getman [55], Cratty [56], Barsch [57], Ayres [38], Belgau [58], Kiphard und Schilling [59] und andere haben jeweils Wahrnehmungs- und Entwicklungsscreenings sowie Trainingsprogramme empfohlen und entwickelt, um sensomotorische Fähigkeiten bei jüngeren Kindern zu verbessern und damit deren Lernerfolge zu steigern. 1979 entwickelten Blythe und McGlown [40] das INPP-Programm für den individuellen Einsatz bei Kindern. Es zielte speziell auf die Hemmung primitiver Reflexe und die Stimulation der Entwicklung reiferer posturaler Reaktionen ab. Im Laufe der letzten 30 Jahren haben sich zahlreiche Forschungsergebnisse über die Auswirkungen von Interventionsprogrammen angesammelt, die auf die Hemmung primitiver Reflexe und Bahnung posturaler Reaktionen abzielen. Zunächst waren es kleinere unabhängige Pilotstudien, die zum einen Hinweise dafür lieferten, dass spezifische Bewegungsübungen in der Tat Auswirkungen auf primitive Reflexe haben können, und zum anderen, dass eine Reifung im Reflexstatus von Verbesserungen in Bezug auf Koordination, visuelle Fähigkeiten [60] und Schulnoten begleitet ist. [9], [61], [62], [63] 1996 wurde das klinische INPP-Programm für den Einsatz an Schulen angepasst. Forschungen über dieses Programm haben übereinstimmend gezeigt,

- dass bei Kindern, die dieses Programm durchliefen, im Vergleich mit Kontroll- und Vergleichsgruppen eine signifikante Abnahme aktiver primitiver Reflexe und Verbesserungen in den Bewertungen von Gleichgewicht und Koordination zu beobachten ist.
- dass Kinder, die sowohl anomale Reflexe hatten und deren Leistungen in Lesen und Zeichnen vor Beginn des Übungsprogramms unterhalb ihres chronologischen Alters lagen, in diesen Bereichen Verbesserungen zeigten. [64], [65], [66], [67]
- dass empirische Evidenz auf der Grundlage von Lehrer- und Schulleiterberichten vorliegt, die belegen, dass sich das Verhalten der Schülerinnen und Schüler, besonders auf dem Schulhof, verbessert [68], dass sie sich nach den Übungen schneller auf die Unterrichtssituation einlassen und dass es deutliche Unterschiede im Selbstvertrauen und der Haltung der Kinder gibt.
- In einer in Northumberland durchgeführten Studie waren 5 Kinder an eine Beratungsstelle für schulische Erziehungshilfe überwiesen worden. Am Ende des ersten Halbjahres nach Beginn des Übungsprogramms waren alle Kinder trotz der Tatsache, dass mit ihnen zwischenzeitlich kein spezifisches Verhaltenstraining durchgeführt worden war, von der Liste der Beratungsstelle wieder gestrichen worden. [68]
- Eine in Deutschland durchgeführte Follow-up-Studie einer Kohorte von Kindern zum Zeitpunkt 2 Jahre, nachdem sie das Schulprogramm durchlaufen hatten, ergab, dass die Teilnehmenden ihre erzielten Fortschritte auch noch 2 Jahre nach Beendigung des Programms halten konnten. [69]

Die INPP-Tests und die entwicklungsbezogenen Übungen basieren auf Evidenz, die übereinstimmend gezeigt hat,

- dass es bei Kindern einen Zusammenhang zwischen neuromotorischen Fähigkeiten und Schulleistungen gibt, die von einer guten Motorik abhängig sind,
- dass neuromotorische Fähigkeiten bei Kindern Rückschlüsse auf die Reifung eines funktionstüchtigen zentralen Nervensystems zulassen,
- dass Restreaktionen primitiver Reflexe auf das entwicklungsbezogene INPP-Übungsprogramm ansprechen,
- dass Verbesserungen in den neuromotorischen Fähigkeiten einen positiven Einfluss auf Schulleistungen haben können.

Folgende Faktoren werden in den INPP Screening-Tests überprüft:

- Gleichgewicht
- Propriozeption
- Primitive Reflexe (ATNR, STNR und TLR)
- Okulo-motorische Funktionen (Konvergenz, Fixieren, Saccaden)
- Auditives Erkennen visueller Symbole
- Visuelle Wahrnehmung
- Auge-Hand-Koordination
- Räumliche Wahrnehmung

1.17 Nutzungshinweise für die Screening-Tests

Die folgenden Screening-Tests eignen sich für den Einsatz durch Lehrkräfte, Ärztinnen und Ärzte sowie andere Fachleute, die beruflich mit der Entwicklung und Erziehung von Kindern ab dem 5. Lebensjahr zu tun haben.

Diese Tests sind ausschließlich für ein Screening gedacht und dürfen nicht als Grundlage für eine Diagnose genutzt werden, doch können sie für folgende Zwecke eingesetzt werden:

- Identifizierung von Kindern mit neuromotorischer Unreife und damit verbundenen Problemen.
- Identifikation von Kindern, die voraussichtlich vom INPP-Programm zur Reflexausreifung und -hemmung profitieren werden.
- Identifizierung von Kindern mit Problemen, die mit neuromotorischer Unreife, visuellen Wahrnehmungsschwierigkeiten oder auditiven Verarbeitungsstörungen zusammenhängen, die aber zum Zwecke einer stärker spezialisierten Untersuchung, Diagnose und Intervention weiter verwiesen werden sollten.
- Bereitstellung eines Instruments zur Erfolgskontrolle nach Durchführung des INPP entwicklungsbezogenen Bewegungsprogramms für den Einsatz an Schulen wie auch zur Evaluation anderer Interventionsprogramme.

Während die Tests auch als separate Items zum Zwecke der Identifikation und Evaluation eingesetzt werden können, sollte vor dem Einsatz des INPP entwicklungsbezogenen Bewegungsprogramms *immer erst* eine Überprüfung mit den jeweiligen altersgemäßen Tests vorgenommen werden. Die Screening-Tests können vor und nach der Intervention zur Evaluation der Fortschritte genutzt werden.

Literatur

[1] Ivanović LB, Ilić-Stošović D, Nikolić S, Medenica V. Does neuromotor immaturity represent a risk of acquitting basic academic skills in school-age children? Vojnosanit Pregl. 2019;76 (10):1062–1070. https://doi.org/10.2298/VSP 170417011I

[2] Goddard Blythe SA. Releasing educational potential through movement. A summary of individual studies carried out using the INPP test battery and developmental exercise programme for use in schools with children with special needs. Child Care Pract. 2005;11(4): 415–432.

[3] Zielińska M, Goddard Blythe SA. School functioning of students with neuromotor immaturity. Int J Pedagogy Innov New Technol. 2021;7 (2):40–46.

[4] Goddard Blythe SA, Duncombe R, Preedy P, Gorely T. Neuromotor readiness for school: the primitive reflex status of young children at the start and end of their first year at school in the United Kingdom. Educ 3–13. 2021;50(5):654–667.

[5] Goddard Blythe SA. The INPP test battery and developmental movement programme for use in schools with children with special needs. Chester (UK): INPP Ltd; 1996. (Restricted publication.)

[6] North Eastern Education and Library Board (NEELB). An evaluation of the pilot INPP movement programme in primary schools in the North Eastern Education and Library Board Northern Ireland. Final report. Ballymena (UK): Brainbox Research Ltd; 2004. Available from: www.neelb.org.uk

[7] Fry J. The INPP Exercise Club – Observations. St John's C of E Primary School, Reading, UK; 2010. Cited in: Institute for Neuro-Physiological Psychology. Neuro-motor maturity as an indicator of developmental readiness for education. Report presented at: INPP Conference; 2010 Apr 11–12; Miami, FL.

[8] Capute AJ. Early neuromotor reflexes in infancy. Pediatr Ann. 1986;15(3):217, 221–223, 226. https://doi.org/10.3928/0090-4481-198 60301-07

[9] McPhillips M, Hepper PG, Mulhern G. Effects of replicating primary reflex movements on specific reading difficulties in children: a randomised, double-blind, controlled trial. Lancet. 2000;355:537–541. https://doi.org/10.101 6/S0140-6736(99)02179-0

[10] Goddard Blythe SA. Neurological dysfunction as a significant factor in children diagnosed with dyslexia. In: Proceedings of the 5th International BDA Conference; 2001 Apr; University of York, UK.

[11] McPhillips M, Sheehy N. Prevalence of persistent primary reflex and motor problems in children with reading difficulties. Dyslexia.2004;10: 316-338. https://doi.org/10.1002/dys.282

[12] Holley PA. Why do some children learn more easily than others? Physical factors influencing effective learning [Med thesis].Melborne (AU): Melbourne Graduate School of Education, University of Melbourne; 2011).

[13] Hansen K, Joshi H, Dex S, editors. Children of the 21st century: the first five years. Bristol (UK): Policy Press; 2010. https://doi.org/10.56687/9781847424778

[14] Schoon I. Personal communication. 2010.

[15] Paynter A. Learn to move, move to learn [DVD]. St Aidan's School Sport Partnership: Learning Through Sharing Publication Series; 2004. Available from: https://www.youthsporttrust.org

[16] Griffin P. NDD: one barrier to learning that can be removed. Report prepared for INPP and Head of Learning Support and Innovation, Walsall Children's Services – SERCO; 2010.

[17] King LJ, Schrager O. A sensory cognitive approach to the assessment and remediation of developmental learning and behavioural disorders. Symposium presented at: Continuing Education Programs of America; 1999 Mar; Atlanta, GA.

[18] De Quiros JL, Schrager O. Neurophysiological fundamentals in learning disabilities. Novato (CA): Academic Therapy Publications; 1979.

[19] Teale M. Explain how certain reflexes can affect control of balance [essay]. Chester (UK): The Institute for Neuro-Physiological Psychology; 2011

[20] Kohen-Raz R. Learning disabilities and postural control. London: Freund Publishing House; 1996.

[21] Kohen-Raz R. Postural development and school readiness. Paper presented at: The European Conference of Neuro-Developmental Delay in Children with Specific Learning Difficulties; 2002 Mar 10; Chester, UK.

[22] Gesell A, Ames LB. The development of handedness. J Genet Psychol. 1947;70:155–75. https://doi.org/10.1080/08856559.1947.10533403

[23] Telleus C. En komparativ studie av neurologisk skillnader hos barn med och utan läs-och skrivsvårigheter [Comparative study of neurological differences in children with and without reading and writing difficulties]. Göteborg: Göteborg Universitet Pyschologisk Institut; 1980.

[24] Bein-Wierzibinski W. Persistent primitive reflexes in elementary school children: Effect on oculomotor and visual perception. Paper presented at: The 13th European Conference of Neuro-Developmental Delay in Children with Specific Learning Difficulties; 2001; Chester, UK.

[25] Dupré E. Débilité motrice. In: Dupré E. Pathologie de l'Imagination et de l'Émotivité. Paris: Payot; 1925.

[26] Paine RS. Cited in: de Quirós JB, Schrager OL. Neuropsychological fundamentals in learning disabilities. Novato (CA): Academic Therapy Publications; 1979. p. 146–7.

[27] Clements SD. Task force one: Minimal brain dysfunction in children. Monograph No. 3. Washington (DC): US Department of Health, Education and Welfare; 1966

[28] Bobath K, Bobath B. Tonic reflexes and righting reflexes in diagnosis and assessment of cerebral palsy. Cereb Palsy Rev. 1955;16(5):3–10, 26

[29] Bobath K. A neurophysiological basis for the treatment of cerebral palsy. Oxford: Blackwell Publishing Ltd; 1980.

[30] Illingworth RS. An introduction to developmental assessment in the first year. London: National Spastics Society/William Heinemann (Medical Books); 1962

[31] Capute AJ, Accardo PJ, editors. Cerebral palsy: The spectrum of motor dysfunction. In: Developmental disabilities in infancy and early childhood. Baltimore (MD): Paul Brookes Publishing Co.; 1991.

[32] Fiorentino MR. Reflex testing methods for evaluating CNS development. Springfield (IL): Charles C Thomas; 1981.

[33] Levitt S. Treatment of cerebral palsy and motor delay. Oxford: Blackwell Publishing Ltd; 1977.

[34] Brunnström S. Movement therapy in hemiplegia: a neuro-physiological approach. New York: Harper and Row; 1970.

[35] Gustafsson D. A comparison of basic reflexes with the subtests of the Purdue perceptual-motor survey [master's thesis]. Lawrence (KS): University of Kansas; 1970.

[36] Rider B. Relationship of postural reflexes to learning disabilities. Am J Occup Ther. 1972;26(5):239–43.

[37] Bender ML. Bender–Purdue reflex test. San Rafael (CA): Academic Therapy Publications; 1976

[38] Ayres AJ. Sensory integration and learning disorders. Los Angeles (CA): Western Psychological Services; 1978.

[39] Wilkinson G. The relationship of primitive postural reflexes to learning difficulty and underachievement [medical thesis]. Newcastle-upon-Tyne (UK): University of Newcastle-upon-Tyne; 1994.
[40] Blythe P, McGlown D. An organic basis for neuroses and educational difficulties. Chester (UK): Insight Publications; 1979.
[41] Goddard Blythe SA. What babies and children really need. Stroud (UK): Hawthorn Press; 2008.
[42] Goddard Blythe SA. Attention, balance and coordination: The A.B.C. of learning success. Chichester: John Wiley & Sons Ltd; 2009.
[43] Goddard Blythe SA, Hyland D. Screening for neurological dysfunction in the specific learning difficulty child. Br J Occup Ther. 1998;10:459–64. https://doi.org/10.1177/030802269806101008
[44] McPhillips M, Jordan-Black JA. Primary reflex persistence in children with reading difficulties (dyslexia): A cross-sectional study. Neuropsychologia. 2007;45:748–54. https://doi.org/10.1016/j.neuropsychologia.2006.08.005
[45] Taylor M, Houghton S, Chapman E. Primitive reflexes and Attention Deficit Disorder: Developmental origins of classroom dysfunction. Int J Spec Educ. 2004;19(1).
[46] Bob P, Konicarova J, Raboch J. Disinhibition of primitive reflexes in attention deficit and hyperactivity disorder: Insight into specific mechanisms in girls and boys. Front Psychiatry. 2021 Nov 8;12:430685. https://doi.org/10.3389/fpsyt.2021.430685
[47] Matuszkiewicz M, Galkowski T. Developmental language disorder and uninhibited primitive reflexes in young children. J Speech Lang Hear Res. 2021;64(3):935–48. https://doi.org/10.1044/2020_JSLHR-19-00423
[48] Andrich P, Shihada MB, Vinci MK, Wrenhaven SL, Goodman GD. Statistical relationships between visual skill deficits and retained primitive reflexes in children. Optom Vis Perform. 2018;6(3):106–11.
[49] Scottish Attainment Challenge. Physical Active Health Intervention. Draft (unpublished) report prepared for the LEA. Personal communication; 2019.
[50] McPhillips M, Jordan-Black JA. The effect of social disadvantage on motor development in young children: a comparative study. J Child Psychol Psychiatry. 2007;48(12):1214–22. https://doi.org/10.1111/j.1469-7610.2007.01814.x
[51] Taylor B, Hanna D, McPhillips M. Motor problems in children with severe emotional and behavioural difficulties. Br J Educ Psychol. 2019;90(3):719–35. https://doi.org/10.1111/bjep.12327
[52] Goddard Blythe SA. Neuromotor immaturity as an indicator of developmental readiness for education. Paper presented at: The Institute for Neuro-Physiological Psychology International Conference; 2010 Apr; Miami, FL.
[53] Kephart NC. The slow learner in the classroom. Columbus (OH): Charles E Merrill Books Inc.; 1960.
[54] Frostig M, Horne D. The Frostig program for the development of visual perception. Chicago (IL): Follett; 1964.
[55] Frostig M, Horne D. The Frostig program for the development of visual perception. Chicago (IL): Follett; 1964.
[56] Cratty R. Teaching motor skills. Englewood Cliffs (NJ): Prentice Hall; 1973.
[57] Barsch R. A movigenic curriculum. (Bulletin 25). Madison (WI): Department of Instruction, Bureau for the Handicapped; 1965.
[58] Belgau F. A life in balance: Discovery of a learning breakthrough. Denver (CO): Outskirts Press Incorporated; 2010.
[59] Kiphard EJ, Schilling F. Body Coordination Test for Children (BCT). Weinheim: Beltz Test GMBH; 1974.
[60] Domingo-Sanz VA. Inhibition of primitive reflexes and its relationship with visual projection in children and adolescents. Optom Vis Perform. 2022;10(4):183.
[61] Berg A, Fitzgerald S. Neuro-physiological training for children with motor difficulties. Fysioterapeuten. 2014;13:1.
[62] Bernhardsson K, Davidson K. Ett annorlunda sätt att hjälpa med inlärningssvårigheter [A different way to help with learning difficulties]. Gothenburg (Sweden): The Educational Psychology Department, Gothenburg Education Authority; 1989.
[63] Bein-Wierzbinski W. Persistent primitive reflexes in elementary school children: Effect on oculomotor and visual perception (exercises based on INPP programme). Paper presented at: The 13th European Conference of Neuro-Developmental Delay in Children with Specific Learning Difficulties; 2001.

[64] Pettman H. The effects of developmental exercise movements on children with persistent primary reflexes and reading difficulties: A controlled trial. Final Report: Best Practice Research Scholarship Study. Leicester: Mellor Primary School, Department of Education and Skills; 2001.

[65] Preedy P, O'Donovon C, Scott J, Wolinski R. Exercises for learning. A Beacon Project between Knowle CE Primary School and Kingsley Preparatory School. UK: Department for Education; 2000.

[66] Micklethwaite J. A report of a study into the efficacy of the INPP School Programme at Swanwick Primary School, Derby. A controlled study of 90 children. Department for Education and Employment Best Practice Scholarship; 2004.

[67] Hunter P. The effectiveness of a developmental programme designed to be used with children with special needs [master's thesis]. Middlesex (UK): University of Middlesex; 2004.

[68] Marlee R. Personal communication; 2006.

[69] Jändling M. The use of the INPP movement programme at a German primary school. Paper presented at: The 15th European Conference of Neuro-Developmental Delay; 2003; Kiel-Oslo-Kiel.

2 Entwicklungsbezogene Screening-Tests für den Einsatz bei Kindern im Alter von 4 bis 7 Jahren

2.1 Allgemeine Hinweise

Es wird dringend empfohlen, dass diejenigen, die das Schulinterventionsprogramm anwenden wollen, neben der Lektüre des Handbuchs und der Nutzung der unterstützenden Materialien einen vom Institut für Neuro-Physiologische Psychologie (INPP) anerkannten zweitägigen Einführungskurs in die Durchführung der Testverfahren und des entwicklungsbezogenen Bewegungsprogramms teilnehmen.[5]

Alle Tests sind so adaptiert worden, dass sie den gesetzlichen Bestimmungen (in Großbritannien) entsprechen, wonach Lehrer möglichst jeden körperlichen Kontakt mit den ihnen anvertrauten Schülern vermeiden sollten.

Das Kind sollte während der Testung lockere Kleidung (kurze Hose und ärmelloses Hemd) tragen und barfüßig sein.

Um sicherzustellen, dass das Kind die Testanweisungen richtig verstanden hat, sollte der Testende den Beginn jedes Testvorgangs außerdem demonstrieren.

Zusätzliche Beobachtungen während der Testung sollten auf dem separaten Beobachtungsbogen notiert und dem abschließenden Bewertungsbogen beigefügt werden.

Bitte beachten Sie, dass einige Tests erst ab der Entwicklungsstufe von 5 oder 6 Jahren Gültigkeit haben. Lassen Sie die Tests weg, bei denen die Entwicklungsnorm höher als das Alter des getesteten Kindes ist, es sei denn, dass vermerkt wird, dass der Test *für qualitative Zwecke* auch bei einem jüngeren Kind eingesetzt werden kann.

Qualitative Beobachtungen ermöglichen dem Testenden, die Qualität der Ausführung zu erfassen. Diese können zu einem späteren Zeitpunkt oder nach erfolgter Intervention erneut vorgenommen werden, um zu sehen, ob sich im weiteren Verlauf die Qualität der Testausführung signifikant verbessert hat.

Beispiele für Tests z. B. zur visuellen Wahrnehmung, zur visuell-motorischen Integration, sowie Bewertungs- und Beobachtungsbögen sind übersichtlich in Kap. 5 dargestellt und können zusätzlich unter dem in Kap. 5 angegebenen Link in der Mediathek des Hogrefe-Verlags heruntergeladen werden.

2.1.1 Bewertung

Für alle Tests wird eine 5-Punkte-Bewertungsskala verwendet:

0 Keine beobachtbaren Auffälligkeiten
1 25 % Dysfunktion
2 50 % Dysfunktion
3 75 % Dysfunktion
4 100 % Dysfunktion

5 Anmerkung der Übersetzerin: Fortbildungskurse und weitere Informationen auf www.inpp.de (Deutschland) und www.inpp.info (Österreich und Schweiz).

2.1.2 Tests

Neuromotorische Tests:

- Romberg Test
- Einbeinstand
- Krabbeln auf Händen und Knien
- Die Mittellinie kreuzen (1)
- Die Mittellinie kreuzen (2)
- Finger-Daumen-Oppositionstest

Tests zur Überprüfung primitiver Reflexe:

- Vierfüßler-Test für den asymmetrisch-tonischen Nackenreflex (ATNR)
- Vierfüßler-Test für den symmetrisch-tonischen Nackenreflex (STNR)
- Aufrecht-Test für den tonischen Labyrinthreflex (TLR)

Tests zur Überprüfung der visuellen Wahrnehmung und der Auge-Hand-Koordination:

- Stift- und Papieraufgaben
- Zusätzliche Aufgaben

2.2 Neuromotorische Tests

2.2.1 Romberg Test

Der Test wurde von dem deutschen Arzt Moritz H. Romberg (1795–1873) mit dem Ziel entwickelt, Propriozeption und Steuerung des statischen Gleichgewichts zu überprüfen. Er liefert eine Indikation für den Verlust des Raumlagegefühls, wenn die Patientin oder der Patient im aufrechten Stand mit eng nebeneinanderstehenden Füßen und mit geschlossenen Augen das Gleichgewicht verliert. Im Alter von 4 Jahren sollte ein Kind in der Lage sein, den Romberg Test 8 Sekunden lang ohne Gleichgewichtsverlust mit geöffneten und geschlossenen Augen durchzuführen.

Während ein Gleichgewichtsverlust bei diesem Test im Allgemeinen als „positives" Rombergzeichen betrachtet wird, kann eine *qualitative* Überprüfung der Stabilität einer Person in dieser Testposition Hinweise auf ein unausgereiftes statisches Gleichgewicht und/oder eine mangelhafte Propriozeption geben.

Bei Kindern wird die Fähigkeit, den Romberg Test auszuführen, als ein wichtiger Meilenstein in der posturalen Reifung betrachtet. Damit verbunden ist ein weiterer Entwicklungsmarker, und zwar die Hemmung synkinetischer[6] Bewegungen in Händen und Fingern der kontralateralen Hand, wenn das Kind aufgefordert wird, den Daumen-Finger-Oppositionstest auszuführen. [1]

Testablauf Romberg Test

Testposition: Im Stand
Aufrechter Stand, Füße eng nebeneinander, Arme und Hände neben dem Körper, Blick nach vorn gerichtet (Abbildung 2-1).

Augen geöffnet
Das Kind wird aufgefordert, weiterhin geradeaus zu schauen und dabei ganz still zu stehen. Diese Position sollte etwa 8 Sekunden beibehalten werden.

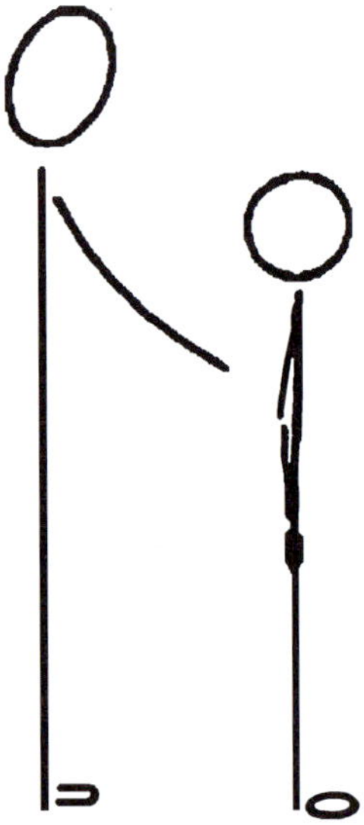

Abbildung 2-1: Testposition für den Romberg Test.

6 Synkinesie: Unbeabsichtigte Mitbewegung

Augen geschlossen
Dann wird das Kind aufgefordert, die Position beizubehalten, aber nun die Augen zu schließen und sich „vorzustellen", es schaue weiterhin geradeaus. Auch dieses Mal soll die Position etwa 8 Sekunden beibehalten werden.

Beobachtungen

Augen geöffnet
Zu beobachten ist:

- Schwankt das Kind?
- Falls ja, in welche Richtung – rückwärts, vorwärts, zur linken oder rechten Seite oder in einer kreisförmigen Bewegung?
- Wie stark ist das Schwanken?
- Kommt es zu einer Ausgleichsbewegung eines oder beider Arme?
- Wird das Gesicht verzogen oder ist ein „Zungenstoß" zu beobachten?
- Verliert das Kind sein Gleichgewicht?

Augen geschlossen
Alle Beobachtungen wie oben, wobei besondere Aufmerksamkeit dem Grad der oben beschriebenen Schwierigkeiten gegeben wird.

Bewertung für Augen geöffnet und Augen geschlossen

Die Bewertung erfolgt nach diesen Kriterien:

0 Keine beobachtbaren Auffälligkeiten.
1 Leichtes Schwanken in jede Richtung; leichte Ausgleichsbewegungen der Arme, leichte Mitbewegungen von Gesicht und Zunge.
2 Deutlicheres Schwanken, stärkere Ausgleichsbewegungen der Arme und Mitbewegungen von Gesicht und Zunge.
3 Nahezu Gleichgewichtsverlust; um die Position zu halten, werden beide Arme zur Seite ausgestreckt.
4 Ausgleichsbewegungen des Körpers führen zum Gleichgewichtsverlust; Grimassieren.

(Bitte beachten Sie, dass eine positive Bewertung als positives Rombergzeichen angesehen wird. Eine Bewertung von 0 wird als negatives Rombergzeichen betrachtet.)

2.2.2 Einbeinstand

Der Einbeinstand überprüft die Kontrolle des statischen Gleichgewichts und die Fähigkeit, eine Körperseite unabhängig von der anderen Seite einzusetzen.

Schrager konnte zeigen, dass der Test über die Kontrolle des Gleichgewichts während des Einbeinstands hinaus zusätzliche Informationen über die Reife des zentralen Nervensystems geben kann, indem sowohl die Zeitdauer wie auch die Körperhaltung in der Testposition beachtet werden. [2] Er fand bei Kindern mit Sprachentwicklungsstörungen im Vergleich zu Kindern mit normalen sprachlichen Fähigkeiten signifikante Unterschiede in der Testausführung und nahm an, dass es einen Zusammenhang zwischen der Fähigkeit, im Einbeinstand das Gleichgewicht zu halten, und sprachlichen Fähigkeiten geben könne. [3]

Testablauf Einbeinstand

Testposition: Im Stand
Das Kind wird aufgefordert, sich auf ein Bein zu stellen und diese Haltung, solange es kann, beizubehalten. Es wird registriert, wie viele Sekunden das Kind die Testposition aufrechterhalten kann, ohne das Gleichgewicht zu verlieren oder den anderen Fuß auf den Boden zu setzen. Dieser Test wird mit *geöffneten Augen* durchgeführt (Abbildung 2-2).

Entwicklungsnormen

Es bestehen unterschiedliche Quellenangaben in Bezug auf Entwicklungsnormen für diesen Test. [4] Einige Quellen geben 15 Sekunden für 6-Jährige und 20 Sekunden für 7-Jährige an. Andere führen die folgende Skala an:

- 3 Jahre: 2 Sekunden
- 4 Jahre: 4–8 Sekunden

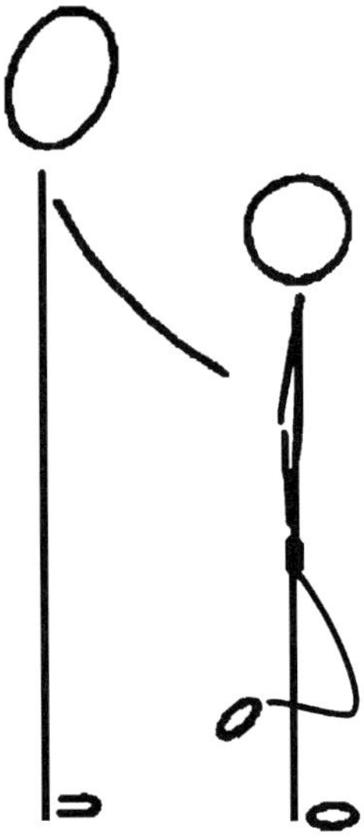

Abbildung 2-2: Testposition für den Einbeinstand.

- 5 Jahre: 8 Sekunden, links oder rechts
- 6 Jahre: 20 Sekunden, links oder rechts
- 8 Jahre: 30 Sekunden, links oder rechts

Beobachtungen

Die Unfähigkeit, eine der Entwicklungsnorm entsprechende Anzahl von Sekunden auf einem Bein zu stehen, deutet auf eine den bestehenden Problemen zugrunde liegende vestibuläre/posturale Unreife hin und/oder auf die Schwierigkeit, eine Körperhälfte unabhängig von der anderen zu kontrollieren.

Zu beachten sind auch deutliche kompensatorische oder „Overflow"-Bewegungen der Arme, des anderen Beins, des Mundes oder der Hände bei der Testausführung.

Bewertung

Die Bewertung erfolgt nach diesen Kriterien:

0 Keine beobachtbaren Auffälligkeiten
1 2 Sekunden weniger als Entwicklungsnorm
2 4 Sekunden weniger als Entwicklungsnorm
3 6 Sekunden weniger als Entwicklungsnorm
4 Abweichung von 8 Sekunden oder mehr von der Entwicklungsnorm

2.2.3 Krabbeltest

Wenn ein Kind im ersten Lebensjahr das Krabbeln erlernt, durchläuft es dabei in der Regel 4 Stadien:

1. Homolog: Kind setzt beide Arme und/oder beide Beine gleichzeitig ein; keine Seitendifferenzierung.
2. Homolateral: Kind bewegt Arm und Bein derselben Körperseite gleichzeitig.
3. Nicht-synchronisiertes Kreuzmuster: Kind setzt Arm und gegenüberliegendes Bein ein, jedoch ist das Timing der Bewegungen von Ober- und Unterkörper nicht synchronisiert.
4. Synchronisiertes Kreuzmuster: Kind bewegt Arme und Beine synchron im Kreuzmuster.

Testablauf Krabbeln

Testposition: Auf Händen und Knien
Das Kind wird aufgefordert, seinen Kopf anzuheben und auf einen weiter entfernten Gegenstand in Augenhöhe zu schauen und folgende Instruktion auszuführen (Abbildung 2-3):

„Ich möchte jetzt, dass du langsam auf Händen und Knien vorwärts krabbelst und dabei die ganze Zeit nach vorne schaust, bis du bei mir angekommen bist. Dann drehe um und krabble langsam wieder dorthin zurück, wo du jetzt bist."

Hinweis: Die testende Person sollte sich so positionieren, dass das Kind eine freie Strecke von 3 bis 4 Metern in beide Richtungen krabbeln kann.

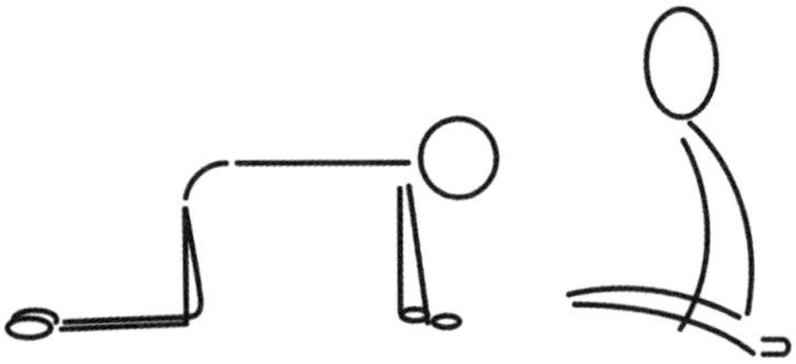

Abbildung 2-3: Testposition für das Krabbeln auf Händen und Knien („Vierfüßlerstand", „Tisch-Position").

Beobachtungen

Zu beobachten ist:
- Bewegt sich das Kind im „Häschen-Galopp" vorwärts (homolog)?
- Krabbelt es im homolateralen Muster (Arm und Bein derselben Körperseite werden gleichzeitig nach vorn bewegt)?
- Falls im Kreuzmuster (Arm und gegenüberliegendes Bein): Ist das Timing der Bewegungen von Ober- und Unterkörper synchronisiert?
- Rotiert das Kind beim Krabbeln die Hände nach außen oder innen?
- Krabbelt das Kind auf Fingerspitzen vorwärts?
- Sind die Hände beim Krabbeln gefaustet?
- Hebt es einen oder beide Füße an?

Bewertung

Die Bewertung erfolgt nach diesen Kriterien:

0 Keine beobachtbaren Auffälligkeiten
1 Ein Beobachtungskriterium erfüllt
2 Zwei Beobachtungskriterien erfüllt
3 Drei Beobachtungskriterien erfüllt
4 Vier Beobachtungskriterien erfüllt

2.2.4 Mittellinienkreuzung, Test Nr. 1

Ein Kind sollte mit 4 Jahren in der Lage sein, Aufgaben auszuführen, bei denen die Körpermittellinie gekreuzt wird. [5], [6], [7], [8] Das Kreuzen der Mittellinie ist nicht nur für die allgemeine Koordination von großer Bedeutung, sondern auch für die Fähigkeit, Formen zu zeichnen und Buchstaben und Zahlen zu schreiben.

Testablauf Mittellinienkreuzung (Nr. 1)

Testposition: Im Stand
Kind steht, die Füße eng nebeneinander. Wenn dies zu schwierig ist, sollten sich lediglich die Fersen berühren; Arme hängen an den Seiten des Körpers gerade nach unten.

Das Kind wird aufgefordert, die Ellenbogen beider Arme anzubeugen, sodass sich Unterarm und Hand in einem Winkel von 90 Grad zum Oberarm befinden, der weiterhin von der Schulter neben dem Oberkörper gerade herunterhängt. Die Handflächen weisen nach oben, die Finger sind gestreckt.

Die testende Person legt einen kleinen handgroßen Ball in die Handfläche der einen Hand (Abbildung 2-4a). *Zeigen* Sie dem Kind, wie es den Ball von der einen Hand in die andere Hand legen kann und dabei die Körpermittellinie *kreuzt* (Abbildung 2-4b). Dann fordern Sie es auf, zur anfänglichen Testposition zurückzukehren und legen ihm den Ball diesmal in die andere Hand (Abbildung 2-4c, d). Nun soll das Kind den Ball langsam zurück in die vorherige Hand legen.

Dieser Vorgang wird 4-mal wiederholt.

Während der Testdurchführung steht die testende Person vor dem Kind.

Beobachtungen

Zu beobachten ist:
- Hat das Kind Schwierigkeiten beim Überkreuzen der Körpermittellinie, während es den Ball in die andere Handfläche legt?
- Muss das Kind die andere Hand zur Körpermittellinie hin bewegen, um den Ball zu übernehmen?
- Ist die Aufgabe zu schwierig, sodass der Ball hinunterfällt?
- Verschlechtert sich bei der Wiederholung der Aufgabe das Gleichgewicht? Wenn ja, in welchem Ausmaß?

Bewertung

Die Bewertung erfolgt nach diesen Kriterien:

0 Keine beobachtbaren Auffälligkeiten.
1 Ein leichtes Zögern, während eine oder beide Hände die Mittellinie zu überkreuzen versuchten. Beachten Sie auch jedes leichte Schwanken, während das Kind die Aufgabe ausführt.

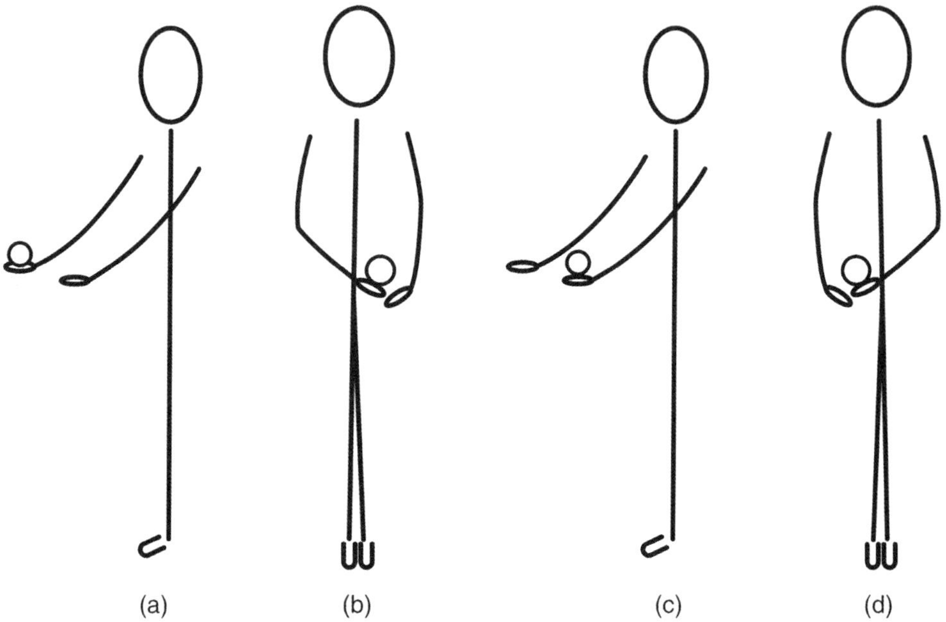

Abbildung 2-4: a Testposition für Mittellinienkreuzungstest (Nummer 1). b, c, d Testablauf für den Mittellinienkreuzungstest.

2 Deutliche Schwierigkeiten beim Überkreuzen der Mittellinie oder zunehmendes Schwanken

3 Das Kind transferiert den Ball von einer in die andere Hand *auf* der Mittellinie. Achten Sie auch auf jede Beeinträchtigung des Gleichgewichts während der Testausführung (auf welcher Seite?), auch auf Mitbewegungen der Zunge in die gleiche Richtung wie die Hände und auf die Augen, ob sie in der Mittellinie konvergieren.

4 Die Ausführung der Aufgabe war nicht möglich und/oder totaler Gleichgewichtsverlust.

2.2.5 Mittellinienkreuzung, Test Nr. 2

Testablauf Mittellinienkreuzung (Nr. 2)

Testposition: im Stand
Kind steht, die Füße eng nebeneinander. Es wird aufgefordert, seinen rechten Arm zu heben (oder seinen linken bei erkennbarer Linkshändigkeit), über seinen Kopf zu legen und das Ohrläppchen des gegenüberliegenden Ohres zu berühren (Abbildung 2-5).

Arm und Hand kehren dann zur Ausgangsposition zurück und das gleiche Manöver wird von der anderen Seite ausgeführt.

Die testende Person sollte dem Kind vor dem Testen den Ablauf einmal vormachen.

Beobachtungen

Zu beobachten ist:
- Hat das Kind mit einem oder beiden Händen/Armen Schwierigkeiten, die Mittellinie zu überkreuzen?
- Ist der ganze Körper bei der Hand/Arm-Bewegung beteiligt?
- Gibt es Mitbewegungen von Gesicht oder Zunge?
- Ist das Gleichgewicht beeinträchtigt?

Bewertung

Die Bewertung erfolgt nach diesen Kriterien:

0 Keine beobachtbaren Auffälligkeiten.

1 Leichte Schwierigkeit in einer oder beiden Händen, die Mittellinie über dem Kopf zu kreuzen; ein leichtes Schwanken, Gesichts- und /oder Körpermitbewegungen.

2 Deutliche Schwierigkeit in einer oder beiden Händen, die Mittellinie zu kreuzen und/oder ein deutlicheres Schwanken und Gesichts- und /oder Körpermitbewegungen.

3 Die Schwierigkeit, die Mittellinie zu kreuzen, führte fast zu einem Gleichgewichtsverlust und sehr deutlichen Körpermitbewegungen.

4 Die Aufgabe konnte nicht vollständig ausgeführt werden.

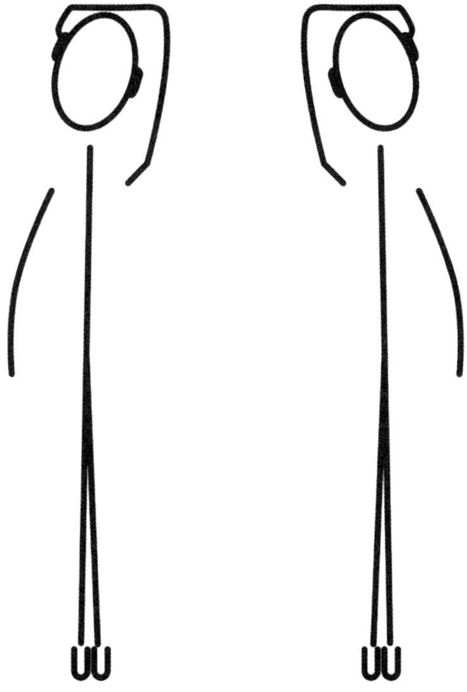

Abbildung 2-5: a, b Testposition und Prozeduren für den Mittellinienkreuzungstest (Nummer 2).

2.2.6 Finger-Daumen-Oppositionstest

Mit 38 Monaten sollte ein Kind in der Lage sein, den Daumen zu jedem der 4 Finger derselben Hand nacheinander in Opposition zu bringen. [9], [10] Diese Fähigkeit wird zwischen dem 3. und 8. Lebensjahr noch weiter verfeinert, obwohl es bis zum 10. Lebensjahr noch zu Spiegelbewegungen der nicht involvierten Hand kommen kann. [11] Die Schwierigkeit, in systematischer Abfolge den Daumen mit den Fingern derselben Hand zu berühren, kann eine mögliche Indikation für eine leichte zerebelläre Dysfunktion sein. Satz et al. wiesen darauf hin, dass Schwierigkeiten bei der Daumen-Finger-Opposition zu den stärksten Prädiktoren für Lernschwierigkeiten in den ersten Jahren der Grundschule zählen. [12]

Eine qualitative Beurteilung mit diesem Test eignet sich für Kinder im Alter von 5,5 bis 6 Jahren. Schwierigkeiten mit der Daumen-Finger-Opposition sind eine Mitursache graphomotorischer Schwierigkeiten und sind häufig bei Kindern mit einer Vorgeschichte von Sprachentwicklungsverzögerung anzutreffen.

Die Fähigkeit, synergetische Bewegungen (Spiegelbewegungen der anderen Körperseite) zu hemmen, verbessert sich zwischen dem 5. und 7. Lebensjahr rapide und repräsentiert die zunehmende Fähigkeit, mit jeder Körperseite unabhängig zu agieren – ein notwendiger Ausgangspunkt für Lateralität. [13]

Testablauf Finger-Daumen-Oppositionstest

Testposition: Im Stand

- Kind steht; Füße oder Fersen eng nebeneinander.
- Das Kind wird aufgefordert, den Ellenbogen des einen Arms zu beugen, sodass der Unterarm und die Hand mit der Handfläche nach oben in einem 45-Grad-Winkel vor dem Körper gehalten werden. Der andere Arm sollte locker an der Seite herunterhängen (Abbildung 2-6).
- Nun soll das Kind mit dem Daumen und dem Zeigefinger einen Kreis bilden (Abbildung 2-6b). (Es wird empfohlen, dem Kind die gewünschte Position zu demonstrieren.)

Die weiteren Anweisungen lauten:

- Öffne und schließe den Kreis zwischen Daumen und Zeigefinger 5-mal.

- Wiederhole die Bewegung 5-mal mit Daumen und Mittelfinger, dann mit Daumen und Ringfinger und schließlich mit Daumen und kleinem Finger.
- Lass dann den Arm locker zur Seite hängen.

Wiederhole dasselbe mit der anderen Hand.

Beobachtungen

Zu beobachten ist:

- Bewegen sich die Finger der anderen Hand mit, das heißt „spiegeln" sie die Bewegungen der aktiven Hand? Wenn ja, wie stark und mit welchen Fingern?
- Ist das Kind in der Lage, die genaue Abfolge der Bewegung durchzuführen?
- Hat das Kind Schwierigkeiten mit einem oder mehreren Fingern? Mit welchen?
- Verliert das Kind die Fähigkeit, mit der Spitze der Finger die Spitze des Daumens zu „treffen"?

Bewertung

Die Bewertung erfolgt nach diesen Kriterien:

0 Keine beobachtbaren Auffälligkeiten.
1 Leichte Spiegelbewegungen in den Fingern der anderen Hand und/oder leichte Gleichgewichtsbeeinträchtigung.
2 Deutlichere Spiegelbewegungen in den Fingern der anderen Hand; die Präzision der Bewegung eines Fingers mag verringert sein.
3 Eindeutige Spiegelbewegungen der Finger der anderen Hand. Das Kind verliert die Fähigkeit, mit den Fingerspitzen die Spitze des Daumens zu treffen.
4 Das Kind konnte die Aufgabe nicht ausführen.

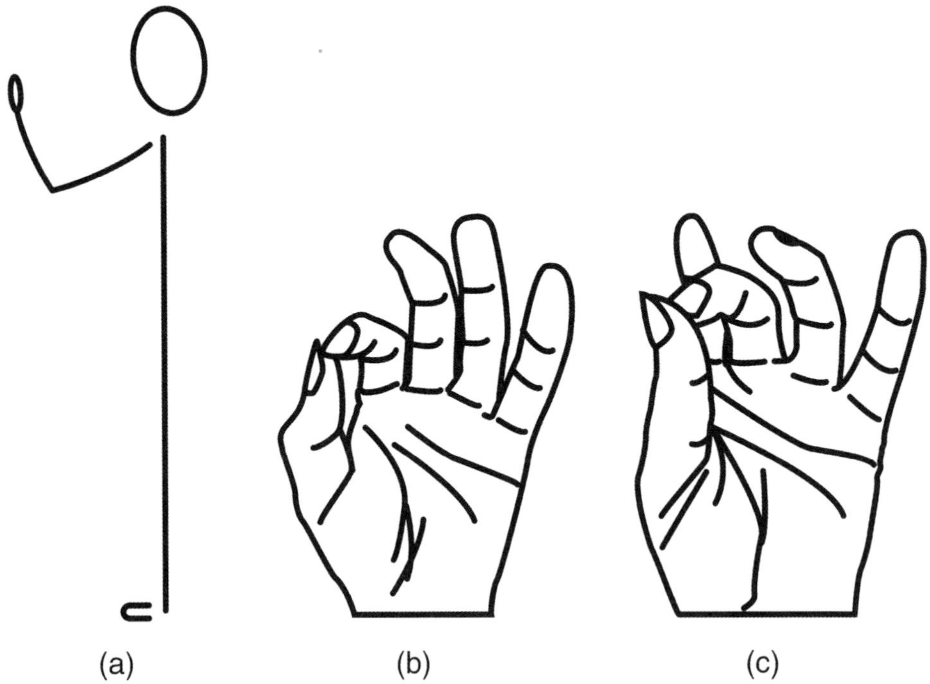

Abbildung 2-6a-c: a Testposition für den Finger-Daumen-Oppositionstest, b und c Testablauf für den Finger-Daumen-Oppositionstest.

2.3 Tests zur Überprüfung primitiver Reflexe

2.3.1 Der asymmetrisch-tonische Nackenreflex (ATNR)

Es sind eine Reihe unterschiedlicher Tests verfügbar, um die fortgesetzte Präsenz des ATNR zu überprüfen. Bei kleinen Babys wird der Reflex in Rückenlage getestet. Die testende Person rotiert dabei den Kopf sanft zu jeder Seite und beobachtet, ob eine Extension in den Gliedmaßen auf der Seite, zu der der Kopf gedreht wird, sowie gleichzeitig eine Flexion auf der Hinterhauptseite erfolgt.

Der Test in Rückenlage ist für den Einsatz bei sehr jungen Kindern oder bei Personen mit Körperbehinderungen geeignet. Sobald die Kinder jedoch mehr Muskeltonus entwickeln, kann der ATNR durch Veränderung der allgemeinen Muskelspannung im gesamten Körper während der Testung „überdeckt" werden, weshalb der Test in Rückenlage nicht in die Screening-Testbatterie für diese Altersgruppe einbezogen wurde. Zu den Tests, die den ATNR bei älteren Kindern und Erwachsenen deutlicher auslösen können, zählen der Test im Vierfüßlerstand (Ayres)[14] und der Hoff-Schilder-Test. [15]

Wenn der ATNR unter *klinischen* Bedingungen getestet wird, würde die Therapeutin oder der Therapeut normalerweise den Kopf des Kindes drehen. Um jedoch den gesetzlichen Bestimmungen in Großbritannien zu entsprechen, die Lehrkräften verbieten, körperlichen Kontakt mit Kindern aufzunehmen, und um es denjenigen, die keine intensive Unterweisung in der Testung primitiver Reflexe erhalten haben, zu ermöglichen, die ausgewählten Reflexe zu überprüfen, sind diese Tests so adaptiert worden, dass die testende Person keinen Körperkontakt mit dem Kind hat.

Im Vierfüßler-Test wird das Kind aufgefordert, sich auf Hände und Knie in eine „Tisch-Position" (auf alle viere) zu begeben, wobei der Kopf in Linie mit der Wirbelsäule gehalten werden soll (Abbildung 2-7). Dann soll es den Kopf sanft, soweit es geht, zu einer Seite drehen. Wenn der ATNR präsent ist, während der Kopf gedreht wird, erfolgt eine Beugung des *okzipitalen* Arms (Arm der Hinterhauptseite). Der Reflex kann nur auf einer Seite präsent oder auf beiden Seiten unterschiedlich stark sein. Die testende Person registriert die Stärke der Beugung im jeweils okzipitalen Arm, wenn der Kopf zu beiden Seiten gedreht wird.

Der ATNR wird auf der Seite, zu der der Kopf gedreht wird, bewertet. Das heißt: Wenn der Kopf nach rechts gedreht wird, beobachtet die testende Person den Grad der Beugung im *linken* okzipitalen Arm. Erfolgt eine Beugung, wird dies als Hinweis auf die Präsenz des ATNR im *rechten* Arm registriert.

Anzumerken ist, dass in einigen Studien gefunden wurde, dass der ATNR bei normalen Grundschülern bis zum 8. Lebensjahr im Vierfüßlerstand ausgelöst werden kann, wobei jüngere Kinder (6-Jährige) deutlichere Hinweise auf den Reflex zeigen als 8-Jährige. Eine Studie kam zu dem Schluss, dass eine Beugung des Ellenbogens bis zu 30 Grad bei Kindern bis zum 8. Lebensjahr normal sei. [16] Dagegen fand Silver bei Kindern, die älter als 5 Jahre waren und Entwicklungsverzögerungen, emotionale und Leseprobleme hatten, eine deutlichere Ausprägung des ATNR. [17] Andere Autoren wiesen bei 7- bis 9-jährigen Kindern mit Legasthenie einen stärkeren ATNR als bei der Vergleichsgruppe ohne Leseprobleme nach. [18] Unter Berücksichtigung dieser Ergebnisse sollte der „Ayres-Test" im Vierfüßlerstand bei Kindern unter 8 Jahren *qualitativ* eingesetzt werden. Mittlere und hohe

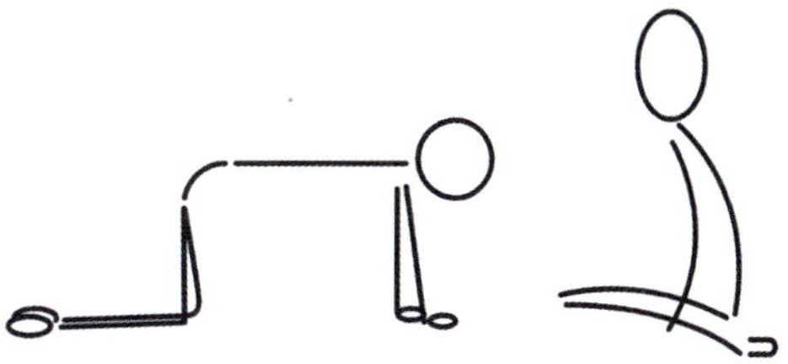

Abbildung 2-7: Testposition des Ayres-Tests für den ATNR.

Werte stellen dann eine Indikation für neuromotorische Unreife dar, die voraussichtlich die Graphomotorik, Hand-Auge-Koordination und Aufgaben, bei denen die Körpermittellinie gekreuzt wird, beeinträchtigen wird.

Testablauf Ayres-Test für den ATNR

Testposition: Auf Händen und Knien

- Das Kind wird aufgefordert, den Vierfüßlerstand oder die „Tisch-Position" einzunehmen (Abbildung 2-7). Das Kind wird aufgefordert, seinen Kopf parallel zur Schulterlinie langsam nach rechts zu drehen. Diese Position soll es 5–10 Sekunden halten.
- Rückdrehung zur Mittellinie; Pause von 5–10 Sekunden.
- Dann soll es den Kopf zur anderen Seite drehen; Pause von 5–10 Sekunden.
- Rückdrehung zur Mittellinie; Pause von 5–10 Sekunden.

Abfolge wird 4-mal wiederholt.
Bitte beachten Sie, dass es nicht notwendig ist, die Pause auf 10 Sekunden zu verlängern, wenn nach 5 Sekunden in der vollständig gedrehten Position ein positives Ergebnis festgestellt wird.

Beobachtungen

Zu beobachten ist:

- Wird durch die Kopfdrehung eine erkennbare Beugung des Arms oder Bewegungen der Schulter und/oder Hüfte der gegenüberliegenden Seite ausgelöst?

Der Reflex wird auf der Seite bewertet, zu der der Kopf gedreht wird.

Bewertung

Die Bewertung erfolgt nach diesen Kriterien:

0 Keine Bewegung des gegenüberliegenden Armes, der Schulter oder Hüfte erkennbar (*Reflex nicht präsent*).

1 Leichte Beugung des gegenüberliegenden Armes (mehr als 30 Grad, aber weniger als 45 Grad) oder Bewegung der Schulter oder Hüfte (*Reflex zu 25 % präsent*).

2 Deutliche Beugung des gegenüberliegenden Armes oder Bewegung der Schulter oder der Hüfte (45 Grad) (*Reflex zu 50 % präsent*).

3 Starke Beugung des gegenüberliegenden Armes mit oder ohne Einbeziehung von Schulter oder Hüfte (>45 Grad) (*Reflex zu 75 % präsent*).

4 Der gegenüberliegende Arm verliert als Folge der Kopfdrehung vollständig seine Stützfunktion. Möglicher Verlust des Gleichgewichts unter Einbeziehung der Hüfte (*Reflex in dem Arm auf der Seite, zu der der Kopf gedreht wurde, zu 100 % präsent*).

2.3.2 Der symmetrisch-tonische Nackenreflex (STNR)

Beim Kleinkind löst das Senken des Kopfes im Vierfüßlerstand ein Anbeugen der Arme und eine Streckung der Beine aus (vgl. Abbildung 1-4, S. 21). Eine Extension des Kopfes bewirkt das umgekehrte Bild: Streckung der Arme und Beugung der Beine (vgl. Abbildung 1-3, S. 21).

Testablauf

Testposition: Auf Händen und Knien

- Das Kind wird aufgefordert, sich auf Hände und Knie in die „Tisch-Position" zu begeben (Abbildung 2-8).
- Nun soll es unter Beibehaltung der Testposition von Armen und Beinen langsam den Kopf senken, als wolle es zwischen seine Knie schauen.
- Das Kind wird aufgefordert: „Bleibe 5 Sekunden in dieser Haltung und strecke nun den Kopf langsam in den Nacken, als wolltest Du an die Decke schauen, aber verändere dabei nicht die Armhaltung und mach kein Hohlkreuz."

Der Vorgang wird bis zu 6-mal wiederholt.

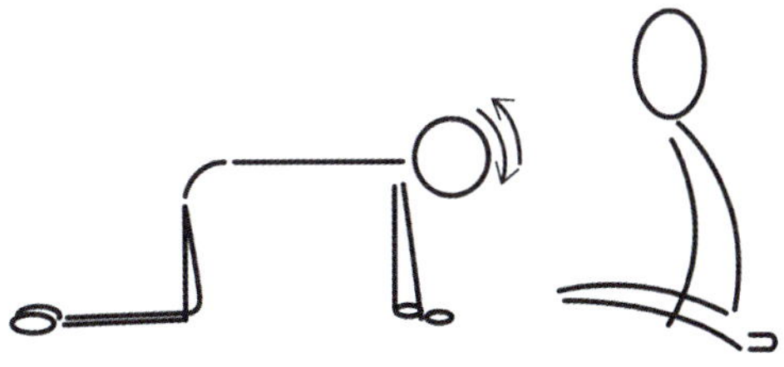

Abbildung 2-8: Testposition für den STNR.

Beobachtungen

Zu beobachten ist:
- Beugen sich die Arme oder heben sich die Füße an als Folge der Kopfbeugung?
- Bewegt sich der Rumpf nach hinten als Folge der Kopfstreckung?

Bewertung für STNR (Beugung)

Die Bewertung erfolgt nach diesen Kriterien:

0 Keine Reaktion.
1 Zittern in einem oder beiden Armen.
2 Leichte Beugung der Ellenbogen und/oder Kind macht Katzenbuckel.
3 Deutliche und zunehmende Beugung beider Arme.
4 Beide Arme beugen sich bis zum Boden.

Bewertung für STNR (Streckung)

Die Bewertung erfolgt nach diesen Kriterien:

0 Keine Reaktion.
1 Leichte Bewegung des Rumpfes nach hinten oder leichtes Strecken der Arme.
2 Deutlichere Bewegung des Rumpfes nach hinten (<3 cm) und/oder Hohlkreuz, leichtes Zucken der Füße.
3 Deutliche Rückwärtsbewegung des Rumpfes (>3 cm); ein oder beide Füße heben sich vom Boden oder überkreuzen sich; Hochgehen auf die Fingerspitzen.
4 Hinterteil des Kindes sinkt vollständig auf die Fersen.

2.3.3 Tonischer Labyrinthreflex (TLR) – Aufrecht-Test

Beim Säugling löst eine Bewegung des Kopfes durch die Sagittalebene (Flexion oder Extension des Kopfes) Veränderungen in der Körperhaltung und im Muskeltonus aus.

Testet man Babys und Kleinkinder, wird der Test gewöhnlich in Rückenlage ausgeführt. Jedoch kann – wie auch beim ATNR – der Reflex dann, wenn die Kinder anfangen, Haltungskontrolle und Muskeltonus aufzubauen, in Positionen gehemmt sein, in denen nur geringe Anforderungen an Gleichgewicht und Haltung bestehen, z.B. im Liegen. Steigen jedoch die Anforderungen an Haltung und Gleichgewicht, gelingt die Hemmung nicht mehr. Der Test für den TLR wurde daher für den Einsatz über die Kindheit hinaus adaptiert und wird nun im Stand getestet.

Das Kind wird aufgefordert sich hinzustellen, die Füße eng nebeneinander, die Arme entspannt neben dem Körper. Mit geschlossenen Augen soll es den Kopf langsam in den Nacken legen, *„als ob es zur Decke schauen wolle"*. Wenn der Reflex in Extension präsent ist – entweder während der Kopfbewegung oder wenn der Kopf im Nacken liegt – kommt es zu einer signifikanten Tonussteigerung der Streckmuskulatur im ganzen Körper.

Dann soll das Kind den Kopf nach vorne beugen, *„als wolle es nach unten auf die Zehen schauen"*. Wenn der Reflex in Flexion präsent ist, während der Kopf gebeugt ist, kommt es zu einer signifikanten Tonussteigerung der Beugemuskulatur.

Da die Verteilung des Muskeltonus an der Kontrolle von Gleichgewicht wie auch Haltung beteiligt ist, können Kopfbewegungen die Gleichgewichtskontrolle beeinträchtigen, wenn der Reflex in beiden Positionen präsent ist.

Spuren des TLR können unter unterschiedlichen posturalen Bedingungen bis zum Alter von 3,5 Jahren persistieren, sollten danach aber gehemmt sein.

Testablauf

Testposition: Im Stand

Hinweis: Die testende Person sollte während des Testablaufs hinter oder neben dem Kind stehen, da die Kopfbewegungen einen Gleichgewichtsverlust auslösen könnten.

- Das Kind wird aufgefordert sich hinzustellen – die Füße eng nebeneinander, die Arme entspannt neben dem Körper (Abbildung 2-9).
- Fordern Sie das Kind auf, langsam den Kopf nach hinten in den Nacken zu legen, „*als wollest du zur Decke schauen*“ und dann die Augen zu schließen.
- (Stellen Sie sich hinter das Kind, um es bei eventuellem Gleichgewichtsverlust auffangen zu können.)
- Nach 10 Sekunden in dieser Position bitten Sie das Kind, langsam den Kopf nach vorn zu bewegen, „*als wollest du zu deinen Zehen schauen*“ und wiederum in dieser Position 10 Sekunden zu bleiben.

Lassen Sie diese Abfolge bis zu 4-mal wiederholen.

Beobachtungen

Zu beobachten ist:

- Beachten Sie jeden Gleichgewichtsverlust oder jede Gleichgewichtsveränderung als Folge der Kopfbewegungen nach hinten und nach vorn.
- Beobachten Sie jede kompensatorische Veränderung der Muskelspannung in den Kniekehlen oder Greifbewegungen der Zehen als Folge der Kopfbewegungen.
- Fragen Sie das Kind sofort nach dem Testen, wie es sich fühlt und beachten Sie jeden Kommentar über Schwindelgefühle oder Übelkeit. Beides ist ein möglicher Hinweis auf eine gestörte vestibulär/propriozeptive Interaktion und/oder auf Restreaktionen eines persistierenden TLR.

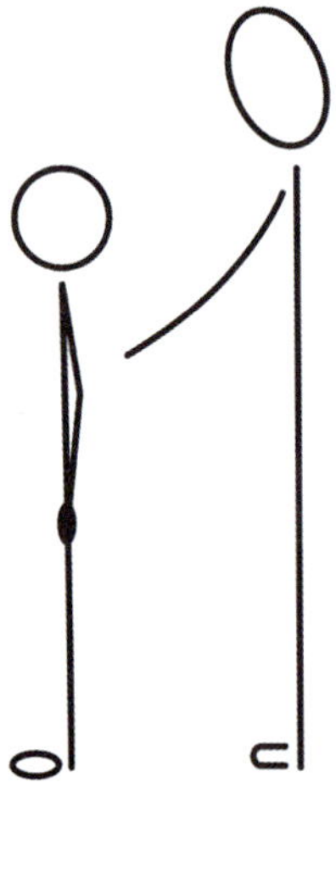

Abbildung 2-9: Testposition für den tonischen Labyrinthreflex.

Bewertung

Die Bewertung erfolgt nach diesen Kriterien:

0 Keine Auffälligkeit.
1 Leichte Veränderung des Gleichgewichts und des Muskeltonus als Folge der Kopfbewegung.
2 Deutlichere Beeinträchtigung des Gleichgewichts während des Testens und/oder Veränderung des Muskeltonus.
3 Drohender Gleichgewichtsverlust und/oder Veränderung der Muskelspannung und/oder Desorientierung als Folge des Testvorgangs.
4 Gleichgewichtsverlust und/oder massive Veränderung der Muskelspannung im Versuch, das Gleichgewicht wieder zu gewinnen. Dies kann von Schwindel oder Desorientierung begleitet sein.

2.4 Tests zur Überprüfung der visuellen Wahrnehmung

Der folgende Test ist aus Tests zur Überprüfung der visuellen Wahrnehmung und der Auge-Hand-Koordination ausgewählt worden, die ursprünglich von A. E. Tansley entwickelt wurden. [19]

Die *Tansley Standard Figures* basieren auf den ursprünglich von Gesell entwickelten Zeichentests zur Überprüfung feinmotorischer Fähigkeiten und der Auge-Hand-Koordination. In einem bestimmten Entwicklungsalter sollte ein

Kind in der Lage sein, jede dieser Formen abzuzeichnen. Eine Diskrepanz zwischen der Fähigkeit eines Kindes, eine altersgemäße Zeichnung anzufertigen, und seinem chronologischen Alter ist ein Hinweis auf Unreife in der Entwicklung der visuellen Wahrnehmung.

Visuelle Wahrnehmung beschreibt die Fähigkeit des Gehirns, durch die Augen empfangene visuelle Bilder präzise zu interpretieren und ihnen einen Sinn zu verleihen. Dazu gehört viel mehr als lediglich ein gutes Sehvermögen. Sie ist das Produkt multisensorischer und motorischer Erfahrung verbunden mit Sehen und Informationen aus anderen sensorischen Systemen, während wir uns im Raum bewegen. Die Überprüfung der visuellen Wahrnehmung wird hier nach den folgenden drei Kriterien vorgenommen:

Visuelle Diskriminierung

Visuelle Diskriminierung ist die Fähigkeit, Unterschiede zu erkennen und Objekte, Symbole oder Formen anhand von Merkmalen wie Farbe, Position, Form, Muster und Größe zu klassifizieren. Anzeichen für ein unreifes visuelles Unterscheidungsvermögen können sich in einer durchgängig falschen Darstellung oder Verzerrung von Formen zeigen. Um festzustellen, ob die ständige falsche Darstellung von Formen auf eine Beeinträchtigung des visuellen Unterscheidungsvermögens oder auf Schwierigkeiten bei der visuell-motorischen Integration (Auge-Hand-Koordination) zurückzuführen ist, fragt die testende Person die Testperson, ob die von ihr gezeichnete Form genauso „aussieht" wie das Modell, von dem sie kopiert hat. Wenn die Testperson der Meinung ist, dass ihre falsch dargestellte Zeichnung genauso aussieht wie das Modell, ist dies ein Hinweis auf eine visuelle Diskriminierungsstörung. Stimmt sie zu, dass sie nicht gleich aussieht, ist dies wahrscheinlich das Ergebnis einer Störung der Auge-Hand-Koordination.

Auge-Hand-Koordination

Auge-Hand-Koordination bezieht sich auf die Fähigkeit, feinmotorische Bewegungen mit einem visuellen Stimulus zu koordinieren. Das Kind mit Schwierigkeiten in diesem Bereich hat Probleme dabei, das, was es sieht, entsprechend geschickt motorisch umzusetzen, z. B. beim Abschreiben und Abmalen. Auge-Hand-Koordination erfordert visuelle Wahrnehmung verbunden mit motorischer Koordination, um eine genaue Wiedergabe der Vorlage zustande zu bringen.

Mögliche Probleme in der Auge-Hand-Koordination sind in folgenden Aspekten erkennbar:

- Stifthaltung mit Auswirkungen auf die Qualität der Linienführung
- Formen bzw. Buchstaben werden an den Ecken nicht geschlossen
- Probleme, bei horizontalen und diagonalen Linien die Mittellinie zu kreuzen

Räumliche Probleme

Räumliche Probleme können sich in Bezug auf Größe, Ausrichtung und Anordnung grafischer Symbole auf dem Blatt zeigen. Leichte räumliche Probleme zeigen sich in der Unregelmäßigkeit der Größe von Formen oder in einer Reihe von Formen, die in eine Richtung geneigt sind.

2.4.1 Stift- und Papieraufgaben

Testposition: Im Sitzen

- Das Kind wird aufgefordert, sich an einen leeren Tisch zu setzen. Es erhält einen unlinierten Bogen Papier im DIN-A4-Format und einen angespitzten Bleistift.

Testablauf Tansley-Test

- Anschließend erhält das Kind eine ganzseitige Version von Abbildung 2-10 im *Querformat*, die es kopieren soll (für die ganzseitige Version, die unter Screening-Bedingungen zu verwenden ist, Kap. 5, Abbildung 5-1).
- Das Kind soll nur die Formen kopieren, die seinem chronologischen Alter entsprechen:
  - Zeichne das +-Zeichen: ab 3,5 Jahren
  - Zeichne den Kasten: ab 4 Jahren
  - Zeichne das X: ab 4,5 Jahren
  - Zeichne das Dreieck: ab 6 Jahren

– Zeichne die Flagge: ab 6,5 Jahren[7]

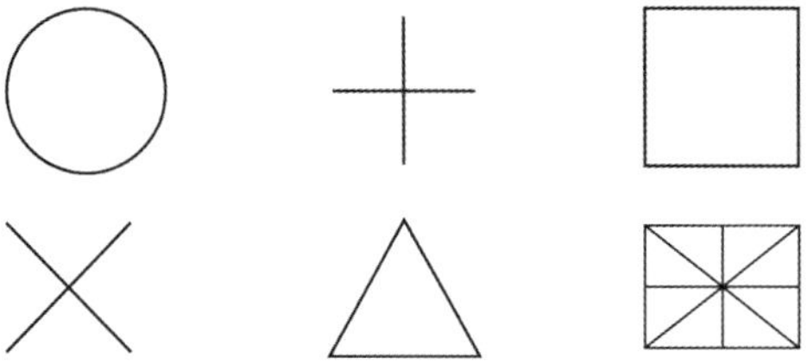

Abbildung 2-10: Stift und Papiertest basierend auf dem *Tansley Standard Visual Figures Test* (unter Screening-Bedingungen ist die ganzseitige Version, Abbildung 5-1 zu verwenden).

Anschließend wird das Kind aufgefordert, den Kreis im Uhrzeigersinn abzuzeichnen. Die testende Person demonstriert mit dem Finger, in welche Richtung der Kreis gezeichnet werden soll.

Ab dem 5. Lebensjahr wird das Kind aufgefordert, einen zweiten Kreis zu malen, aber diesmal gegen den Uhrzeigersinn. Auch hier macht die testende Person mit dem Finger vor, in welche Richtung der zweite Kreis gemalt werden soll.

Ein Kind sollte *mit 3 Jahren* in der Lage sein, einen Kreis einigermaßen akkurat im Uhrzeigersinn abzumalen. Ein rechtshändiges Kind sollte ab dem 5. Lebensjahr einen Kreis gegen den Uhrzeigersinn abmalen können.

Die Fähigkeit, einen Kreis in beide Richtungen zu zeichnen, bildet die Voraussetzung dafür, Buchstaben korrekt zu formen und ist damit ein physischer Wegbereiter für das Schreiben.

Beobachtungen (*Tansley Standard Visual Figures Test*)

Zu beobachten ist:

- Ist das Kind in der Lage, eine erkennbare altersgemäße Zeichnung anzufertigen?
- Erkennt das Kind die Form richtig? Sie können dies überprüfen, indem Sie das Kind fragen, ob es der Meinung ist, dass seine Zeichnung genauso aussieht wie das Modell, von dem es kopiert hat. Wenn das Kind „ja" sagt, aber die Zeichnung nicht mit dem Modell übereinstimmt, kann dies ein Hinweis auf eine visuelle Unterscheidungsschwierigkeit sein. Wenn das Kind „nein" sagt, deutet dies darauf hin, dass es die Form richtig sieht, aber Hand und Augen nicht ausreichend koordinieren kann, um die Form richtig zu formen (Hinweis auf Auge-Hand-Schwierigkeit).
- Sind die Figuren gleich groß und in der gleichen Position oder Ausrichtung wie das Modell? (Hinweis auf räumliche Schwierigkeiten
- Hat das Kind einen angemessenen Stiftgriff?
- Ist das Kind unzufrieden mit seiner Arbeit und fragt es nach einem Radiergummi?
- Hat das Kind große Probleme, die Aufgabe zu vollenden?
- Kippen die vertikalen Linien in einzelnen Figuren deutlich zu einer Seite weg?
- Beachten Sie alle Veränderungen der Sitzposition oder der Lage des Papierbogens während der Ausführung der Aufgabe.

Bewertungen (*Tansley Standard Visual Figures Test*)

Die Bewertung erfolgt nach diesen Kriterien:[8]

0 Alle Zeichnungen werden dem chronologischen Alter gemäß angefertigt.

1 Kind kann 5 Zeichnungen unterhalb seines chronologischen Alters vollenden.

2 Kind kann nur 3–4 Zeichnungen unterhalb seines chronologischen Alters vollenden.

---

7 Wird die Flagge bei Kindern unter 5 Jahren eingesetzt, so malen sie häufig lediglich horizontale Linien, die nicht die Mittellinie kreuzen. Im Alter von 5 bis 6 Jahren kreuzen einige der diagonalen Linien die vertikale Mittelinie. Kinder mit Lernschwierigkeiten neigen dazu, die Linien vom Zentrum nach außen zu zeichnen, was auf die fortgesetzte Schwierigkeit hinweist, die Mittellinie zu kreuzen.

8 Hinweis der Übersetzerin: Um den Testauswertungsbogen in Kap. 2.5 auszufüllen, ist zu beachten, dass alle Figuren des Tansley-Tests *einzeln* nach drei Kriterien betrachtet werden: Visuelle Diskriminierung, Auge-Hand-Koordination und räumliche Wahrnehmung. Für die Einstufung der Bewertung von 0 bis 4 geben die Ausführungen unter Kap. 2.4 wie auch die Beobachtungshinweise eine Orientierung. Es werden nur die Figuren in die Bewertung einbezogen, die dem chronologischen Alter des Kindes entsprechen.

3 Kind kann nur die ersten beiden Zeichnungen vollenden.
4 Alle Zeichnungen, mit der möglichen Ausnahme des Kreises, entsprechen nicht den Vorlagen.

Mit der Einstufung nach chronologischen Altersvorgaben (siehe oben) für die verschiedenen Figuren wird ein einfaches System zur Verfügung gestellt, das den Lehrkräften ermöglicht zu erkennen, wann die allgemeinen visuellen Wahrnehmungsfähigkeiten eines Kindes in dieser jüngeren Altersgruppe unter den Altersvorgaben liegen. Wenn z. B. ein 6-Jähriger die ersten vier Formen richtig zeichnet, aber das Dreieck und die Flagge falsch darstellt, können die Lehrkräfte erkennen, dass die visuelle Wahrnehmungsfähigkeit dieses Kindes 6 Monate unter den Alterserwartungen liegt.

Zusätzliche Hinweise auf Probleme der Auge-Hand-Koordination (Linien-Test)

Testablauf

- Danach werden dem Kind ein weiteres leeres Blatt und der Bogen zum Abmalen gegeben (Abbildung 2-11; siehe Abbildung 5-2 in Kap. 5 zur Verwendung beim Test).
- Es wird aufgefordert, die vertikale Linie (ab 4 Jahren), die horizontale Linie (ab 4 Jahren) und die diagonale Linie (von 4,5 bis 5,5 Jahren) abzuzeichnen.

Beobachtungen (Linien-Test)

Zu beobachten ist:

- Vertikale Linie: Weicht die Linie deutlich zu einer Seite an? Zu welcher?
- Vertikale und horizontale Linien: Ist die Strichführung einigermaßen gerade oder eher „krakelig"?
- Zieht das Kind die Linien durch oder strichelt es?
- Diagonale Linien: Kann das Kind die Diagonale malen? Ist es in der Lage, die Diagonale von links oben nach rechts unten und von rechts oben nach links unten zu zeichnen? (ab 5,5 Jahren)

Bewertung (Linien-Test)

Das Bewertungssystem wird nicht auf diesen Linien-Test angewendet. Er dient lediglich Zwecken der Beobachtung. Notieren Sie alle

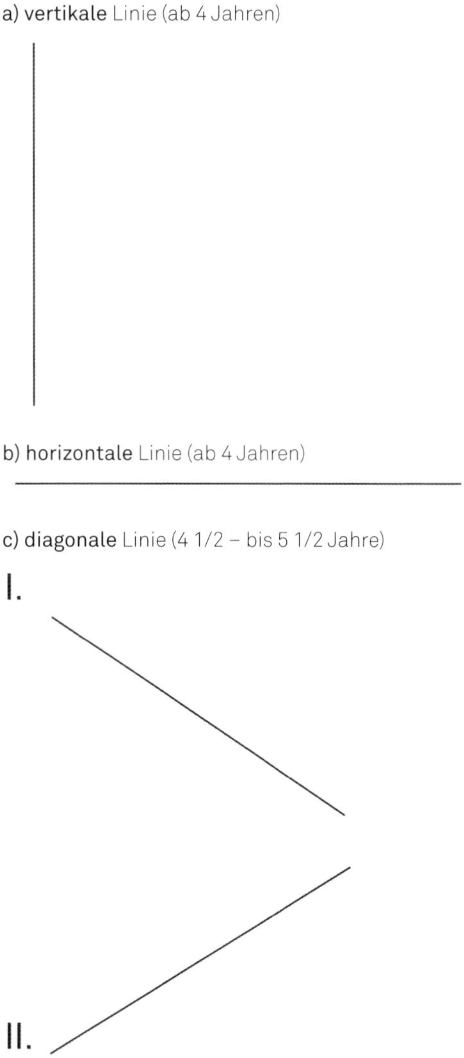

Abbildung 2-11: Stift und Papiertests – Linien (unter Screening-Bedingungen ist die ganzseitige Version, Abbildung 5-2 aus Kap. 5 zu verwenden). a Vertikale Linie (ab 4 Jahren). b Horizontale Linie (ab 4 Jahren). c Diagonale Linie (4,5 bis 5,5 Jahre).

oben beschriebenen Beobachtungen auf dem Beobachtungsbogen.

2.4.2 Zusätzliche Aufgaben

Mann-Zeichen-Test

Kinderzeichnungen liefern einen Maßstab für Entwicklungsfortschritte und -verzögerungen. 1921 war es Burton [20], der feststellte, dass Entwicklungsfortschritte oder Hinweise auf Verzögerungen in Kinderzeichnungen beobachtet werden können. 1926 veröffentlichte Goodenough [21] Ergebnisse zum Mann-Zeichen-Test, die zeigten, dass die Zeichnungen der Kinder Aussagen zu ihrer Intelligenz ermöglichten. Goodenoughs Test wurde 1963 von Harris [22] verfeinert und seit dieser Zeit hat sich das Bewertungssystem im „Goodenough -Harris Drawing Test“ als konsistent übereinstimmend mit Intelligenztests wie den Wechsler- oder Binet-Skalen erwiesen.

Während viele Faktoren (beispielsweise Probleme in der Auge-Hand-Koordination) zu Schwierigkeiten mit den handwerklichen Aspekten beim Zeichnen beitragen, liefert der Mann-Zeichen-Test zumindest *einen* Maßstab für nonverbale kognitive Leistungen. Es gibt eine Reihe von Bewertungssystemen, die die Kinderzeichnungen einer menschlichen Figur überprüfen. Unabhängig vom jeweiligen Bewertungssystem liefert die Zeichnung einer menschlichen Figur nützliche zusätzliche Informationen in Bezug auf:

- eine Diskrepanz zwischen mentalem Alter[9] und chronologischem Alter oder dem Prozentrang auf dem Test als *ein* Maßstab für nonverbale Leistungen,
- die Körpereigenwahrnehmung eines Kindes und
- Hinweise auf neuromotorische Faktoren, die nonverbale Leistungen beeinträchtigen.

Evaluationsstudien des INPP entwicklungsbezogenen Übungsprogramms für den Einsatz an Schulen haben konsistente Verbesserungen in den zeichnerischen Fähigkeiten einschließlich des Mann-Zeichen-Tests nach Beendigung der Intervention gezeigt. [23] Verbesserungen nonverbaler Leistungen sind wichtig, da bis zu 90 % effektiver Kommunikation auf nonverbalen Aspekten der Sprache basiert. Nonverbale Fähigkeiten sind überdies mit visuell-räumlichen Fähigkeiten verbunden, die viele weitere Aspekte des Lernens unterstützen.

Wird der Mann-Zeichen Test in diesem Kontext eingesetzt, so kann er nützliche zusätzliche Hinweise sowohl für die Identifikation von Unreifezeichen in nonverbalen Leistungen liefern wie auch als objektiver Maßstab für Veränderungen als Folge der Intervention dienen. Es gibt verschiedene veröffentlichte Versionen dieses Tests, mit denen man entweder einen Perzentilwert (Prozentrang) [24] oder das mentale Alter im Vergleich zum chronologischen Alter [25] ermitteln kann.

Lesealter oder das *National Curriculum Assessment for Reading, Writing and Maths* (ab dem 5. Lebensjahr)

Das Lesealter und das “National Curriculum Assessment for Reading, Writing and Maths„ (für Großbritannien) liefern zusätzliche objektive Messwerte zur Leistung eines Kindes beim Lesen, Schreiben und Rechnen.[10]

9 Informationen zur Auswertung des mentalen Alters im Mann-Zeichen-Test sind z. B. hier zu finden: Brosat H, Tötemeyer N. Der Mann-Zeichen-Test nach Hermann Ziler. 13. Aufl. 2019, Hogrefe.

10 Anmerkung der Übersetzerin: Anders als in GB wird in D die Überprüfung der Lese- und Rechenfertigkeiten und damit die Ermittlung des individuellen Lese- und Rechenalters nicht routinemäßig bei jedem Kind während der gesamten Grundschulzeit vorgenommen. Wer aus eigenem Interesse im Rahmen des entwicklungsbezogenen INPP-Bewegungsprogramms erzielte kognitive Fortschritte überprüfen möchte, dem stünden dafür z.B. folgende Tests des Hogrefe Verlags zur Verfügung: Lese-Schreibkompetenz: ELFE-II, TEPHOBE-R; WRT; DERET sowie bei Dyskalkulie: MARKO-D, R7D 2-8, Tedi-Math, MBK.

Diese Leistungsbewertungen können entweder nach der Intervention wiederholt oder aus den individuellen Aufzeichnungen des nationalen Lehrplans nach der Intervention herausgesucht werden, um zu bewerten, ob die Verbesserung der neuromotorischen Leistung auch Auswirkungen auf die kognitive Leistungsfähigkeit hat. Zwischen der Verbesserung der neuromotorischen Fähigkeiten und der Verbesserung schulischer Leistungsfähigkeit kann eine Verzögerung von mehreren Monaten auftreten.

2.5 Bewertungsbogen

Tabelle 2-1: Testauswertungsbogen (Kinder von 4 bis 7 Jahren)

Durchgeführter Test	1. Test	2. Test
Datum Name Code-Nummer Alter		
1. Grobmotorik und Gleichgewicht		
Romberg Test (Augen geöffnet)	0 1 2 3 4	0 1 2 3 4
Romberg Test (Augen geschlossen)	0 1 2 3 4	0 1 2 3 4
Einbeinstand (rechtes Bein)	0 1 2 3 4	0 1 2 3 4
Einbeinstand (linkes Bein)	0 1 2 3 4	0 1 2 3 4
Krabbeln auf Händen und Knien	0 1 2 3 4	0 1 2 3 4
Mittellinienkreuzung (1)	0 1 2 3 4	0 1 2 3 4
Mittellinienkreuzung (2)	0 1 2 3 4	0 1 2 3 4
Finger-Daumen-Oppositionstest (rechte Hand)	0 1 2 3 4	0 1 2 3 4
Finger-Daumen-Oppositionstest (linke Hand)	0 1 2 3 4	0 1 2 3 4
Total für Grobmotorik und Gleichgewicht	/36	/36
2. Reflextests		
Asymmetrisch-tonischer Nackenreflex (rechts)	0 1 2 3 4	0 1 2 3 4
Asymmetrisch-tonischer Nackenreflex (links)	0 1 2 3 4	0 1 2 3 4
Symmetrisch-tonischer Nackenreflex (Beugung)	0 1 2 3 4	0 1 2 3 4
Symmetrisch-tonischer Nackenreflex (Streckung)	0 1 2 3 4	0 1 2 3 4
Tonischer Labyrinthreflex (Beugung)	0 1 2 3 4	0 1 2 3 4
Tonischer Labyrinthreflex (Streckung)	0 1 2 3 4	0 1 2 3 4
Total – neuromotorische Tests	/24	/24
3. Visuelle Wahrnehmungstests Tansley Standard Figures		
Kreis – visuelle Unterscheidung	0 1 2 3 4	0 1 2 3 4
Kreis – Auge-Hand-Koordination	0 1 2 3 4	0 1 2 3 4

Tabelle 2-1: *Fortsetzung*

Durchgeführter Test	1. Test	2. Test
Kreis – räumliche Probleme	0 1 2 3 4	0 1 2 3 4
Kreuz – visuelle Unterscheidung	0 1 2 3 4	0 1 2 3 4
Kreuz – Auge-Hand-Koordination	0 1 2 3 4	0 1 2 3 4
Kreuz – räumliche Probleme	0 1 2 3 4	0 1 2 3 4
Kasten – visuelle Unterscheidung	0 1 2 3 4	0 1 2 3 4
Kasten – Auge-Hand-Koordination	0 1 2 3 4	0 1 2 3 4
Kasten – räumliche Probleme	0 1 2 3 4	0 1 2 3 4
X – visuelle Unterscheidung	0 1 2 3 4	0 1 2 3 4
X – Auge-Hand-Koordination	0 1 2 3 4	0 1 2 3 4
X – räumliche Probleme	0 1 2 3 4	0 1 2 3 4
Dreieck – visuelle Diskriminierung	0 1 2 3 4	0 1 2 3 4
Dreieck – Auge-Hand-Koordination	0 1 2 3 4	0 1 2 3 4
Dreieck – räumliche Probleme	0 1 2 3 4	0 1 2 3 4
Flagge – visuelle Diskriminierung	0 1 2 3 4	0 1 2 3 4
Flagge – Auge-Hand-Koordination	0 1 2 3 4	0 1 2 3 4
Flagge – räumliche Probleme	0 1 2 3 4	0 1 2 3 4
Total – visuelle Wahrnehmungstests	/72	/72
Endergebnis		
Grobmotorik, Gleichgewicht und Reflexe	/60	/60
Visuelle Diskriminierung, Auge-Hand-Koordination u. räumliche Probleme	/72	/72
Total (Rohwert)		
Prozentrang		
Zusätzliche Aufgaben		
Mann-Zeichen-Test (mentales Alter)[11]		
Zur Beurteilung von u.a. Lesealter siehe oben, Kap. 2.4.2		

11 Informationen zur Auswertung des mentalen Alters im Mann-Zeichen-Test sind z.B. hier zu finden: Brosat H, Tötemeyer N. Der Mann-Zeichen-Test nach Hermann Ziler. 13. Aufl. 2019, Hogrefe, Bern.

2.6 Beobachtungsbögen

Tabelle 2-2: Beobachtungsbogen (vgl. Beobachntungsbogen in Kap. 5.2)

Durchgeführter Test	1. Test	2. Test
Datum Name Code-Nummer Alter		
1. Grobmotorische Koordination und Gleichgewicht		
Romberg Test (Augen geöffnet)		
Romberg Test (Augen geschlossen)		
Einbeinstand (rechtes Bein)		
Einbeinstand (linkes Bein)		
Krabbeln auf Händen und Knien		
Mittellinienkreuzung (1)		
Mittelinienkreuzung (2)		
Finger-Daumen-Oppositionstest (rechte Hand)		
Finger-Daumen-Oppositionstest (linke Hand)		
2. Reflextests		
Asymmetrisch-tonischer Nackenreflex (rechts)		
Asymmetrisch-tonischer Nackenreflex (links)		
Symmetrisch-tonischer Nackenreflex (Beugung)		
Symmetrisch-tonischer Nackenreflex (Streckung)		
Tonischer Labyrinthreflex (Beugung)		
Tonischer Labyrinthreflex (Streckung)		
Total – neuromotorische Tests		
3. Visuelle Wahrnehmungstests Tansley Standard Figures		
Qualitative Bewertung		
Kreis – visuelle Unterscheidung		
Kreis – Auge-Hand-Koordination		
Kreis – räumliche Probleme		
Kreuz – visuelle Unterscheidung		
Kreuz – Auge-Hand-Koordination		
Kreuz – räumliche Probleme		

Tabelle 2-2: *Fortsetzung*

Durchgeführter Test	1. Test	2. Test
Kasten – visuelle Unterscheidung		
Kasten – Auge-Hand-Koordination		
Kasten – räumliche Probleme		
X – visuelle Unterscheidung		
X – Auge-Hand-Koordination		
X – räumliche Probleme		
Dreieck – visuelle Diskriminierung		
Dreieck – Auge-Hand-Koordination		
Dreieck – räumliche Probleme		
Flagge – visuelle Diskriminierung		
Flagge – Auge-Hand-Koordination		
Flagge – räumliche Probleme		

2.7 Interpretation der Bewertung

Die Endwerte wurden in unterschiedliche Bereiche eingeteilt, um damit beurteilen zu können, ob Zeichen von Unreife in einem oder mehreren Funktionsbereichen überwiegen.

Die Werte werden in fünf Bereiche unterteilt:

0 Keine Auffälligkeiten
1 Niedrige Werte: <25 %
2 Mittlere Werte: 25–50 %
3 Hohe Werte: 50–75 %
4 Sehr hohe Werte: 75–100 %

2.7.1 Tests für grobmotorische Koordination, Gleichgewicht und Reflexe

Ob Maßnahmen erforderlich sind, lässt sich anhand Tabelle 2-3 einschätzen.

2.7.2 Tests zur Überprüfung der visuellen Diskriminierung, Auge-Hand-Koordination und räumlichen Wahrnehmung

Liegen die Werte sowohl in diesem Bereich wie auch im Bereich grobmotorische Koordination, Gleichgewicht und Reflexe zwischen dem mittleren und hohen Niveau, sind nach Beendigung des INPP-Schulprogramms zugleich mit Verbesserungen in den neuromotorischen Fähigkeiten häufig auch Verbesserungen in der visuellen Wahrnehmung und in der Auge-Hand-Koordination zu beobachten.

Sind die Werte für visuelle Wahrnehmung und Auge-Hand-Koordination auffällig, während die Werte für grobmotorische Koordination, Gleichgewicht und Reflexe im Normbereich liegen, so ist eine Überweisung an eine Augenärztin oder einen Augenarzt für einen vollständigen Seh-Test zu empfehlen. Ist der Visus in Bezug auf Nah- und Fernsicht normal, sind dennoch aber in den Tests visuelle Wahrnehmungsprobleme zu erkennen, so kann dies auf spezifische okulomotorische Dysfunktionen hinweisen. Dann wäre eine Überweisung an eine Funktionaloptometristin oder einen Funktionaloptometristen indiziert.

Tabelle 2-3: Tests für grobmotorische Koordination, Gleichgewicht und Reflexe und Empfehlungen

Testergebnis	Empfehlung
Keine Auffälligkeiten	Keine Maßnahmen erforderlich.
Niedrige Werte	Keine Maßnahmen erforderlich, doch könnte das Kind von der Teilnahme am INPP entwicklungsbezogenen Übungsprogramm für Schulen profitieren.
Mittlere Werte	INPP-Schulprogramm empfohlen.
Hohe Werte	INPP-Schulprogramm empfohlen, aber auch eine ärztliche Überweisung könnte indiziert sein. Kinder in dieser Gruppe könnten auch nach einer vollständigen entwicklungsneurologischen Überprüfung von dem vom INPP entwickelten *individuellen* neuromotorischen Förderprogramms profitieren.
Sehr hohe Werte	Überweisung durch den Hausarzt zu weiteren professionellen Untersuchungen. Diagnosestellung und professionelle Intervention oder Unterstützung indiziert.

Literatur

[1] De Quiros JB, Schrager O. Neuropsychological fundamentals in learning disabilities. Novato (CA): Academic Therapy Publications; 1979.

[2] Schrager O. Balance control, age and language development. Presented at: European Conference of Neuro-Developmental Delay in Children with Specific Learning Difficulties; 2000 Mar; Chester, UK.

[3] Schrager O. Tonic postural reactions and language development. Towards a neuro-psychological model of dysphasic disorders [dissertation]. Madrid (ES): Autonomous University of Madrid; 1999.

[4] Drillien CM, Drummond MB. Neurodevelopmental problems in early childhood. Oxford: Blackwell Publishing Ltd; 1977.

[5] Ayres AJ. Sensory integration and the child. Los Angeles (CA): Western Psychological Services; 1970.

[6] Portwood M. Developmental dyspraxia: Identification and intervention. London: David Fulton Publishers; 2003.

[7] Kranowitz CS. The out-of-sync child. New York (NY): Perigree Books; 2005.

[8] Haywood K, Gretchell N. Life span development. Champaign (IL): Human Kinetics; 2008.

[9] Kuhlman F. Tests of mental development. Minneapolis (MN): Educational Test Bureau; 1939.

[10] Touwen BCL. Examination of the child with minor neurological dysfunction. London: William Heinemann Medical Books; 1970.

[11] Grant WW, Boelshce AN, Zin D. Developmental patterns of two motor functions. Dev Med Child Neurol. 1973;15:171–177. https://doi.org/10.1111/j.1469-8749.1973.tb15156.x

[12] Satz P, Taylor HG, Friel J, Fletcher JM. Some developmental and predictive precursors of reading disabilities: a six year follow-up. In: Benton AL, Pearl D, editors. Dyslexia. An appraisal of current knowledge. New York (NY): Oxford University Press; 1978.

[13] Kohen-Raz R. Learning disabilities and postural control. London: Freund Publishing House Ltd; 1996.

[14] Ayres AJ. Sensory integration and learning disorders. Los Angeles (CA): Western Psychological Services; 1978.

[15] Hoff H, Schilder P. Die Lagereflexe des Menschen. Klinische Untersuchungen über Haltungs- und Stellreflexe und verwandte Phänomene. Vienna (AT): Julius Springer; 1927. https://doi.org/10.1007/978-3-7091-2193-1

[16] Parmentier CL. The asymmetrical tonic neck reflex in normal first and third grade children. Am J Occup Ther. 1975;29(8):463–468.

[17] Silver AA. Postural and righting responses in children. J Pediatr. 1952;41:493–498. https://doi.org/10.1016/S0022-3476(52)80134-9

[18] McPhillips M, Jordan-Black JA. Primary reflex persistence in children with reading difficulties (dyslexia): a cross-sectional study. Neuropsychologia. 2007;45:748–754. https://doi.org/10.1016/j.neuropsychologia.2006.08.005

[19] Tansley AE. Reading and remedial reading. London: Routledge and Kegan Paul Ltd; 1967.

[20] Burt C. Mental and scholastic tests. London: PS King & Son; 1921.

[21] Goodenough F. Measurement of intelligence by drawings. Yonkers-on-Hudson (NY): World Book Co.; 1926.

[22] Harris DB. Children's drawings as measures of intellectual maturity. New York (NY): Harcourt, Brace & World Inc.; 1963.

[23] Goddard Blythe SA. Releasing educational potential through movement. A summary of individual studies using the INPP test battery and developmental exercise programme for use in schools with children with special needs. Child Care Pract. 2005;11(4):415–432. https://doi.org/10.1080/13575270500340234

[24] Naglieri JA. DAP Draw a person. A quantitative scoring system. San Antonio (TX): The Psychological Corporation, Harcourt Brace Jovanovich Inc.; 1988.

[25] Goodenough FL. Measurement of intelligence by children's drawings. New York (NY): Harcourt, Brace & World; 1926.

3 Entwicklungsbezogene Screening-Tests für den Einsatz bei Kindern ab dem 7. Lebensjahr

3.1 Allgemeine Hinweise

Es wird dringend empfohlen, dass diejenigen, die das Schulinterventionsprogramm anwenden wollen, neben der Lektüre des Handbuchs und der Nutzung der unterstützenden Materialien einen vom Institut für Neuro-Physiologische Psychologie (INPP) anerkannten zweitägigen Einführungskurs in die Durchführung der Testverfahren und des entwicklungsbezogenen Bewegungsprogramms teilnehmen.[12]

Alle Tests sind so adaptiert worden, dass sie den Bestimmungen (in Großbritannien) entsprechen, wonach Lehrkräfte möglichst jeden physischen Kontakt mit den ihnen anvertrauten Schülerinnen und Schülern vermeiden sollten.

Das Kind sollte während der Testung lockere Kleidung (kurze Hose und ärmelloses Hemd) tragen und barfüßig sein.

Um sicherzustellen, dass das Kind die Testanweisungen richtig verstanden hat, sollte die testende Person den Beginn jedes Testvorgangs zusätzlich demonstrieren.

Zusätzliche Beobachtungen während der Testung sollten auf dem zur Verfügung gestellten separaten Beobachtungsbogen notiert und dem abschließenden Bewertungsbogen beigefügt werden.

Bitte beachten Sie, dass einige Tests erst ab der Entwicklungsstufe von 8 Jahren Gültigkeit haben. Lassen Sie die Tests weg, bei denen die Entwicklungsnorm höher als das Alter des getesteten Kindes ist, es sei denn, dass vermerkt wird, dass der Test *zu qualitativen Zwecken* auch bei einem jüngeren Kind eingesetzt werden kann.

Qualitative Beobachtungen ermöglichen der testenden Person, die Qualität der Ausführung zu erfassen. Diese kann zu einem späteren Zeitpunkt oder nach erfolgter Intervention erneut überprüft werden, um zu sehen, ob sich im weiteren Verlauf die Qualität der Testausführung signifikant verbessert hat.

Muster der Tests für visuelle Wahrnehmung, Bewertungs- und Beobachtungsbögen sind in Kap. 5.3 zu finden und können zusätzlich unter einem auf Seite 133 angegebenen Link in der Mediathek des Hogrefe-Verlags heruntergeladen werden.

3.1.1 Bewertung

Für alle Tests wird eine 5-Punkte-Bewertungsskala verwandt:

0 Keine beobachtbaren Auffälligkeiten
1 25 % Dysfunktion
2 50 % Dysfunktion
3 75 % Dysfunktion
4 100 % Dysfunktion

12 Anmerkung der Übersetzerin: Fortbildungskurse und weitere Informationen auf www.inpp.de (Deutschland) und www.inpp.info (Österreich und Schweiz).

3.1.2 Die Tests

Tests zur Überprüfung der grobmotorischen Koordination und des Gleichgewichts:
- Tandem-Gang
- Fuß-Außenkanten-Gang (Fog-Test)

Tests zur Überprüfung primitiver Reflexe:
- Asymmetrisch-tonischer Nackenreflex (ATNR)
  - Vierfüßler-Test (Ayres)
  - Aufrecht-Test (adaptiert nach Hoff-Schilder)[1]
- Symmetrisch-tonischer Nackenreflex (STNR)
- Tonischer Labyrinthreflex (TLR)

Tests zur Überprüfung okulomotorischer Funktionen:
- Test zur Überprüfung von Fixation, Konvergenz und Kontrolle von Saccaden (Valett)
- Visuelle Integration (Valett)

Tests zur visuell-auditiven Spracherkennung von Lauten
- Einzelne Laute
- Lautverbindungen
- Silben
- Synthese

Tests zur Überprüfung der visuellen Wahrnehmung:
- *Tansley Standard Figures Test*
- Formen, basierend auf der Grundlage des *Bender Visual Gestalt Tests*

3.2 Tests zur Überprüfung der grobmotorischen Koordination und des Gleichgewichts

3.2.1 Tandem-Gang

Der Tandem-Test wird vorrangig zur Überprüfung des Gleichgewichts, des Gangbildes und möglicher zerebellärer Beeinträchtigung eingesetzt.

Kinder mit neurologischer Unreife zeigen bei diesem Test gewöhnlich Anzeichen von Unbeholfenheit, überschießende Bewegungen und Kontrollverlust über Gleichgewicht und Koordination. Der Tandem-Gang kann auch Schwierigkeiten verdeutlichen, in der Mittellinie das Gleichgewicht aufrecht zu erhalten und posturale Anpassungen vorzunehmen. Hinweise auf eine schlechte Propriozeption können sich darin zeigen, wie bei der Testausführung die Füße gesetzt werden.

Sowohl der Tandem-Gang wie der Fuß-Außenkanten-Gang (Fog-Walk) werden vorwärts wie rückwärts ausgeführt. Beim Vorwärtsgehen spielen die Augen eine führende Rolle dabei, Gleichgewicht und Koordination zu steuern; beim Rückwärtsgehen übernehmen Gleichgewicht und Propriozeption diese Rolle. Wenn in *beiden* Tests die Leistung des Kindes in nur einer Richtung *konsistent und signifikant* besser ist, kann dies indizieren:
- Vorwärts besser als rückwärts: Die Augen werden zur Kompensation von Schwierigkeiten mit Gleichgewicht und/oder Propriozeption genutzt.
- Rückwärts besser als vorwärts: Der Gesichtssinn ist nicht gut mit Gleichgewicht und Propriozeption kalibriert.

Testablauf Tandem Gang

Testposition: Stehend; Augen geöffnet
- Vorwärts: Das Kind wird aufgefordert, langsam geradeaus zu gehen, wobei es die Füße jeweils so setzen soll, dass die Ferse des vorangesetzten Fußes die Zehen des hinteren Fußes berührt und beide Füße in gerader Linie nach vorne ausgerichtet sind (Abbildung 3-1).
- Rückwärts: Das Kind wird aufgefordert, die Strecke langsam rückwärts zurückzugehen, wobei es die Füße jeweils so setzen soll, dass die Zehen des nach hinten gesetzten Fußes jeweils die Ferse des vorderen Fußes berühren.

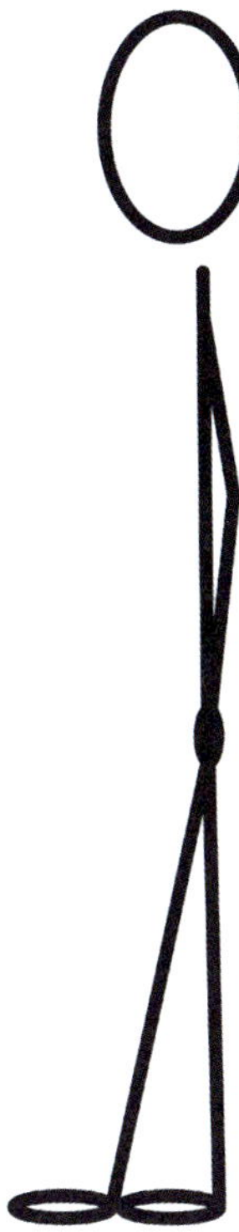

Abbildung 3-1: Testposition für den Tandem-Gang. Die Zehen und die Ferse sollten Kontakt haben, aber nicht überlappen.

Beobachtungen

Allgemein: Beachten Sie alle Probleme mit Gleichgewicht, Koordination und Stellung der Gliedmaßen:

- Beobachtung des Gleichgewichts. Besteht eine deutliche Schwierigkeit, das Gleichgewicht zu halten?
- Muss das Kind wie beim Seiltanz die Arme seitlich hochhalten oder führt es exzessive Armbewegungen aus, um den Test zu Ende ausführen zu können? (Hinweis auf Schwierigkeit, das Gleichgewicht über einer schmalen Stützbasis zu halten)
- Zu beachten ist das genaue Setzen der Füße (propriozeptive Wahrnehmung).
- Zu beachten ist insgesamt der Grad an Schwierigkeit/Konzentration, der in der Testausführung erkennbar ist.
- Zu beachten sind Mitbewegungen („overflow"), z. B. von Gesicht, Mund oder Zunge.

Bewertung

Die Bewertung erfolgt nach diesen Kriterien:

0 Keine beobachtbaren Auffälligkeiten.

1 Minimale Probleme in folgenden Bereichen: Gleichgewicht oder Fußstellung; Tendenz, einen Punkt visuell zu fixieren; leichte Mitbewegungen des Gesichts; Tendenz, nach unten zu schauen; leichte Mitbewegungen von Händen oder Armen.

2 Zunahme der Auffälligkeiten bei einer oder mehrerer der obigen Beobachtungen; Einnahme der „Seiltänzerposition"; einige Schwierigkeiten, das Gleichgewicht in der Mittellinie zu halten.

3 Nahezu Gleichgewichtsverlust; Arme seitlich ausgestreckt; Schwanken in Armen und/oder Körper, Ungenauigkeit im Setzen der Füße.

4 Gleichgewichtsverlust mit oder ohne deutliche Zunahme in jeder der oben genannten Beobachtungskategorien.

Zu beachten sind alle Unterschiede in der Ausführung des Tests vorwärts und rückwärts. Es wird getrennt für vorwärts und rückwärts nach den obigen Kriterien bewertet.

3.2.2 Fuß-Außenkanten-Gang (Fog-Test)

Dieser Test wird in der Medizin vorrangig zur Auslösung vertikaler Synkinesien[13] eingesetzt. Das Kind wird aufgefordert, auf den Außenkanten der Füße langsam geradeaus zu gehen, wobei es die Arme seitlich am Körper halten soll.

Das Gehen auf den Fußaußenkanten kann anomale Haltungseinnahmen der oberen Extremitäten auslösen. Im Alter von 10 bis 13 Jahren sollten assoziierte Bewegungen nicht mehr auftreten. Jedoch kann der Test für *qualitative* Beobachtungen auch bei jüngeren Kindern ab 7,5 Jahren eingesetzt werden. [2], [3]

13 Synkinesie: Unbeabsichtigte Bewegungen, die die Willkürmotork begleiten.

Assoziierte Bewegungen werden als Bewegungen definiert, die eine motorische Funktion begleiten. Sie sind an der eigentlichen motorischen Funktion nicht beteiligt und sind für ihre Ausführung nicht erforderlich. Die Persistenz assoziierter Bewegungen ist ein weiteres Zeichen für eine Evidenz bestehender Hirnunreife oder mangelhafter Entwicklung diskriminierender, selektiver motorischer Aktivität. [2]

Testablauf Fog-Test

Testposition: Stehend; Augen geöffnet

- Vorwärts: Das Kind wird aufgefordert, *langsam* auf den Außenkanten der Füße circa 4 Meter geradeaus zu gehen (Abbildung 3-2).
- Rückwärts: Nachdem das Kind den Test vorwärts ausgeführt hat, wird es aufgefordert, stehen zu bleiben, die Füße nebeneinander zu stellen und still zu stehen. Dann soll es die Strecke in gleicher Weise rückwärts gehen.

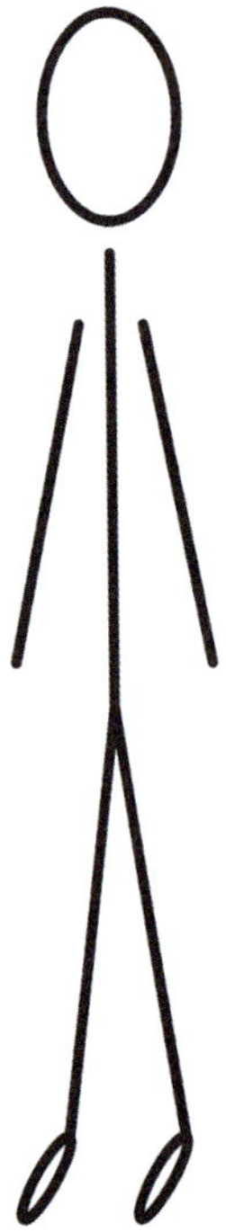

Abbildung 3-2: Testposition für den Fog-Gang.

Beobachtungen

Zu beobachten ist:

- Schwierigkeiten, auf den Außenkanten der Füße zu bleiben
- Veränderungen der Körperhaltung
- Koordination
- Arm- und Handhaltung
- Mundbewegungen

Zu beachten sind alle Unterschiede in der Ausführung des Gangs vorwärts und rückwärts; es wird getrennt für vorwärts und rückwärts nach den oben genannten Kriterien bewertet.

Bewertung

Die Bewertung erfolgt nach diesen Kriterien:

0 Keine beobachtbaren Auffälligkeiten.
1 Leichte unwillkürliche Mitbewegung einer Hand.
2 Mitbewegungen beider Hände und/oder leichte Haltungsveränderung oder Kind bleibt nicht ganz auf den Außenkanten der Füße und/oder Mitbewegungen im Gesicht.
3 Affenähnliche Körperhaltung oder steifer Gang mit homolateralen Bewegungen oder deutlichen hemiplegischen Anzeichen.
4 Ausgeprägt affenähnliche Haltung; Kind ist nicht in der Lage, sich fortzubewegen oder die Aufgabe zu beenden.

3.3 Tests zur Überprüfung aberranter primitiver Reflexe

Weitergehende Informationen über das Testen primitiver Reflexe: siehe Sally Goddard Blythe: Greifen und BeGreifen. Wie Lernen und Verhalten mit frühkindlichen Reflexen zusammenhängen. [4]

3.3.1 Der asymmetrisch-tonische Nackenreflex (ATNR)

Es ist eine Reihe unterschiedlicher Tests verfügbar, um die fortgesetzte Präsenz des ATNR zu überprüfen. Bei kleinen Babys wird der Reflex in Rückenlage getestet. Die testende Person rotiert den Kopf sanft zu jeder Seite und beobachtet, ob eine Extension in den Gliedmaßen auf der Seite, zu der der Kopf gedreht wird, sowie gleichzeitig eine Flexion auf der Hinterhauptseite erfolgt.

Der Test in Rückenlage ist für den Einsatz bei sehr jungen Kindern oder bei Personen mit körperlicher Behinderung geeignet. Sobald die Kinder jedoch mehr Muskeltonus entwickeln, kann der ATNR durch Veränderung der allgemeinen Muskelspannung im gesamten Körper während der Testung „überdeckt" werden, weshalb der Test in Rückenlage nicht in die Screening-Testbatterie für diese Altersgruppe einbezogen wurde. Die Tests, die den ATNR deutlicher auslösen können, sind der Test im Vierfüßlerstand (Ayres)[5] und der Hoff-Schilder-Test. [1]

Wenn der ATNR unter klinischen Bedingungen getestet wird, würde die professionelle Fachkraft normalerweise den Kopf des Kindes drehen. Um jedoch den Bestimmungen in Großbritannien zu entsprechen, die Lehrkräften verbieten, körperlichen Kontakt mit Kindern aufzunehmen, und um es denjenigen, die keine intensive Unterweisung in der Testung primitiver Reflexe erhalten haben, zu ermöglichen, die ausgewählten Reflexe zu überprüfen, sind diese Tests so adaptiert worden, dass die testende Person keinen Körperkontakt mit dem Kind hat.

Im „Ayres-Test" wird das Kind aufgefordert, sich auf Hände und Knie in eine „Tisch-Position" (auf alle viere) zu begeben (Abbildung 3-3), wobei der Kopf in Linie mit der Wirbelsäule gehalten werden soll. Dann soll es den Kopf sanft, soweit es geht, zu einer Seite drehen. Wenn der ATNR präsent ist, während der Kopf gedreht wird, erfolgt eine Beugung des Arms der *anderen Körperseite*. Der Reflex kann nur auf einer Seite präsent oder auf beiden Seiten unterschiedlich stark sein. Die testende Person registriert die Stärke der Beugung im jeweils okzipitalen Arm (Arm der Hinterhauptseite), wenn der Kopf zu beiden Seiten gedreht wird.

Der ATNR wird auf der Seite, zu der der Kopf gedreht wird, bewertet. Das heißt: Wenn der Kopf nach rechts gedreht wird, beobachtet die testende Person den Grad der Beugung im *linken* okzipitalen Arm. Erfolgt eine Beugung, wird dies von der testenden Person als Hinweis auf die Präsenz des ATNR im *rechten* Arm registriert.

Anzumerken ist, dass in einigen Studien gefunden wurde, dass der ATNR bei normalen Grundschulkindern bis zum achten Lebensjahr im Vierfüßlerstand ausgelöst werden kann, wobei jüngere Kinder (6-Jährige) deutlichere Hinweise auf den Reflex zeigen als 8-Jährige. Eine Studie kam zu dem Schluss, dass eine Beugung des Ellenbogens bis zu 30 Grad bei Kindern bis zum 8. Lebensjahr normal sei. [6] Dagegen fand Silver bei Kindern, die älter als 5 Jahre waren und Entwicklungsverzögerungen, emotionale und Leseprobleme hatten, eine deutlichere Ausprägung des ATNR. [7] Andere Autorinnen und Autoen fanden bei 7- bis 9-jährigen Kindern mit Legasthenie einen stärkeren ATNR als bei der Vergleichsgruppe ohne Leseprobleme. [8] Unter Berücksichtigung dieser Ergebnisse sollte der „Ayres-Test" im Vierfüßlerstand bei Kindern unter 8 Jahren *qualitativ* eingesetzt werden. Mittlere und hohe Werte stellen dann eine Indikation für neuro-motorische Unreife dar.

Der adaptierte „Hoff-Schilder Arm-Extensions-Test" überprüft die Präsenz des ATNR im Stand. Das Kind wird aufgefordert sich hinzustellen. Dabei stehen die Füße eng nebeneinander, die Arme sind in Schulterhöhe nach vorn gestreckt, die Hände hängen locker nach unten, die Augen sind geschlossen. Dann soll es langsam den Kopf zu einer Seite drehen, aber darauf achten, dass die Arme in der Startposition bleiben, sich also nicht mitbewegen sollen. Ist der ATNR präsent ist, wenn der Kopf zu einer Seite gedreht wird, so werden einer oder beide Arme der Richtung der Kopfbewegung folgen. Der Arm-Extensions-Test gilt als zuverlässig bei Kindern ab dem 6. Lebensjahr. [5]

Testablauf Vierfüßler-Test (Ayres) [5] für den ATNR

Testposition: Auf Händen und Knien

- Das Kind wird aufgefordert, den Vierfüßlerstand oder die „Tisch-Position" einzunehmen (Abbildung 3-3).
- Das Kind wird aufgefordert, seinen Kopf parallel zur Schulterlinie langsam nach rechts zu drehen. Dabei soll es den Kopf in Linie mit der Wirbelsäule halten. Diese Position soll es 5–10 Sekunden halten.
- Rückdrehung zur Mittellinie.
- Dann soll es den Kopf langsam zur anderen Seite drehen; Pause von 5–10 Sekunden.
- Rückdrehung zur Mittellinie.

Abfolge wird bis zu 4-mal wiederholt.

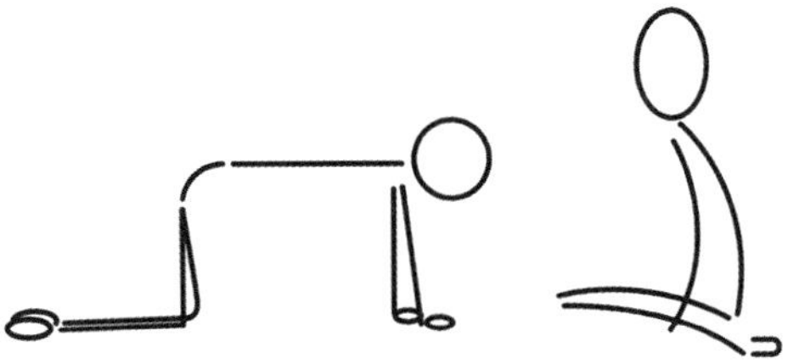

Abbildung 3-3: Testposition des Ayres-Tests für den ATNR.

Beobachtungen (Ayres Test)

Wird durch die Kopfdrehung eine erkennbare Beugung des Arms oder Bewegungen der Schulter und/oder Hüfte der gegenüberliegenden Seite ausgelöst? *Der Reflex wird auf der Seite bewertet, zu der der Kopf gedreht wird.* Das heißt: Wird der Kopf nach rechts gedreht und der linke Arm beugt sich, wird der ATNR entsprechend der Stärke der Beugung im linken Arm für rechts bewertet.

Bewertung (Ayres Test)

Die Bewertung erfolgt nach diesen Kriterien:

0 Keine Bewegung des gegenüberliegenden Arms, der Schulter oder Hüfte erkennbar (*Reflex nicht präsent*).

1 Leichte Beugung des gegenüberliegenden Armes (30 Grad) oder Bewegung der Schulter oder Hüfte (*Reflex zu 25 % präsent*).

2 Deutliche Beugung des gegenüberliegenden Armes (45 Grad) oder Beteiligung von Schulter oder Hüfte (*Reflex zu 50 % präsent*).

3 Starke Beugung des gegenüberliegenden Armes (>45 Grad) mit oder ohne Einbeziehung von Schulter oder Hüfte (*Reflex zu 75 % präsent*).

4 Der gegenüberliegende Arm verliert als Folge der Kopfdrehung vollständig seine Stützfunktion. Möglicher Verlust des Gleichgewichts unter Einbeziehung der Hüfte (*Reflex in dem Arm auf der Seite, zu der der Kopf gedreht wurde, zu 100 % präsent*).

Testablauf Aufrecht-Test (Hoff-Schilder) [1] für den ATNR

Testposition: Im Stand

Das Kind wird aufgefordert sich hinzustellen, die Füße stehen eng nebeneinander, die Arme sind in Schulterhöhe nach vorn gestreckt, die Hände hängen locker nach unten[14] (Abbildung 3-4). Die Testperson sollte hinter dem Kind stehen, da es bei einem erhaltenen ATNR sein Gleichgewicht verlieren kann, wenn der Kopf gedreht wird oder die Augen geschlossen sind.

Hat das Kind diese Position eingenommen, bekommt es folgende Instruktion:

„Drehe deinen Kopf gleich langsam ganz zur Seite (bis zu 90 Grad), halte dabei aber deine Arme, wenn möglich, ganz still. Das heißt, dass deine Arme in der Position bleiben, in der sie jetzt sind und dass sich nur der Kopf bewegt. Schließe nun deine Augen."

Die testende Person demonstriert die Vorgehensweise.

- Das Kind dreht nun den Kopf langsam zu einer Seite, bis sich das Kinn parallel zur Schulterlinie befindet. 5–10 Sekunden Pause.

---

14 Beim originalen Hoff-Schilder-Test sind die Hände ausgestreckt.

- Kind dreht den Kopf langsam zur Mittellinie zurück. 5–10 Sekunden Pause.
- Kind dreht Kopf langsam zur anderen Seite. 5–10 Sekunden Pause.

Den Ablauf bis zu 4-mal wiederholen.

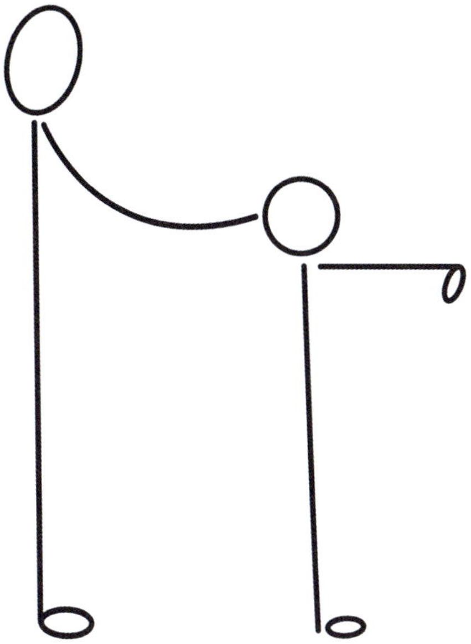

Abbildung 3-4: Testablauf für den Hoff-Schilder-Test.

Beobachtungen

Achten Sie auf alle Bewegungen des Arms und der Hand auf der Seite, zu der das Kind den Kopf dreht. Es ist also zu beobachten, ob sich einer oder beide Arme in die Richtung mitbewegen, zu der der Kopf gedreht wird.

Bewertung

Die Bewertung erfolgt nach diesen Kriterien:

0 Keine beobachtbaren Auffälligkeiten.
1 Leichte Mitbewegung der Arme in Richtung der Kopfdrehung (>10 Grad aber <45 Grad).
2 Mitbewegung der Arme bis zu 45 Grad.
3 Mitbewegung der Arme bis zu 60 Grad.
4 90-Grad-Rotation der Arme und/oder Gleichgewichtsverlust als Folge der Kopfdrehung.

3.3.2 Der symmetrisch-tonische Nackenreflex

Beim Kleinkind löst das Senken des Kopfs im Vierfüßlerstand eine Beugung der Arme und eine Streckung der Beine aus; eine Extension des Kopfs bewirkt das umgekehrte Bild: Streckung der Arme und Beugung der Beine.

Das Kind wird aufgefordert, sich auf Hände und Knie in die „Tischposition" zu begeben, den Kopf zu heben und nach hinten in den Nacken zu legen, ohne dabei ins Hohlkreuz zu gehen. Ist der Reflex in der Extension präsent, dann beugen sich die Beine, wenn das Kind den Kopf anhebt, indem sich entweder das Gesäß zu den Fersen absenkt oder die Füße in Richtung Gesäß angehoben werden, und die Arme strecken sich (vgl. Kind in Abbildung 1-3).

Dann wird das Kind aufgefordert, den Kopf zu senken, als wolle es zwischen seine Knie schauen. Ist der Reflex in Flexion präsent, werden sich beim Beugen des Kopfs die Arme beugen (vgl. Kind in Abbildung 1-4).

Testablauf: Symmetrisch-tonischer Nackenreflex (STNR)

Testposition: Auf Händen und Knien; Augen geöffnet

- Das Kind wird aufgefordert, sich auf Hände und Knie in die „Tisch-Position" zu begeben (Abbildung 3-5).
- Nun soll es unter Beibehaltung der Testposition von Armen und Beinen langsam den Kopf senken, „*als wolle es zwischen seine Knie schauen*". Diese Position soll es 5 Sekunden beibehalten.
- Dann soll es den Kopf langsam in den Nacken legen, als wolle es an die Decke schauen, „*ohne dabei die Armhaltung zu verändern oder ein Hohlkreuz zu machen*".

Vorgang bis zu 6-mal wiederholen.

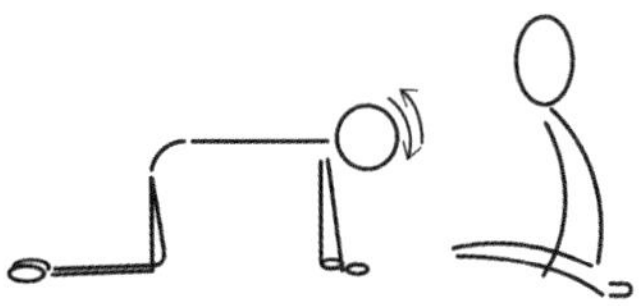

Abbildung 3-5: Testposition für den symmetrisch-tonischen Nackenreflex (STNR).

Beobachtungen

Zu beobachten ist:
- Beugen sich die Arme oder heben sich die Füße an als Folge der Kopfbeugung?
- Bewegt sich der Rumpf nach hinten als Folge der Kopfstreckung?

Bewertung

Die Bewertung für den STNR in **Beugung** erfolgt nach diesen Kriterien:

0 Keine Reaktion.
1 Zittern in einem oder beiden Armen.
2 Leichte Beugung beider Arme und/oder Kind macht Katzenbuckel.
3 Deutliche und zunehmende Beugung beider Arme.
4 Beide Arme beugen sich bis zum Boden.

Die Bewertung für den STNR in **Streckung** erfolgt nach diesen Kriterien:

0 Keine Reaktion.
1 Leichte Bewegung des Rumpfs nach hinten oder leichtes Durchstrecken der Arme.
2 Deutlichere Bewegung des Rumpfs nach hinten (<3 cm) und/oder Hohlkreuz.
3 Rückwärtsbewegung >3 cm; einer oder beide Füße heben sich vom Boden oder überkreuzen sich; Hochgehen auf die Fingerspitzen.
4 Hinterteil sinkt vollständig auf die Fersen.

3.3.3 Der tonische Labyrinthreflex (TLR)

Beim Säugling löst eine Bewegung des Kopfs durch die Sagittalebene (Flexion oder Extension des Kopfs) Veränderungen in der Körperhaltung und im Muskeltonus aus.

Testet man Babys und Kleinkinder, wird der Test gewöhnlich in Rückenlage ausgeführt. Jedoch kann – wie auch beim ATNR, wenn die Kinder anfangen, Haltungskontrolle und Muskeltonus aufzubauen – der Reflex in Positionen gehemmt sein, in denen nur geringe Anforderungen an Gleichgewicht und Haltung bestehen, z. B. im Liegen. Steigen jedoch die Anforderungen an Haltung und Gleichgewicht, gelingt die Hemmung nicht mehr. Der Test für den TLR wurde daher für den Einsatz über die Kindheit hinaus adaptiert und wird nun im Stand getestet.

Das Kind wird aufgefordert sich hinzustellen: die Füße eng nebeneinander, die Arme entspannt neben dem Körper. Mit geschlossenen Augen soll es den Kopf langsam in den Nacken legen, „*als ob es zur Decke schauen wolle*". Wenn der Reflex in Extension präsent ist – entweder während der Kopfbewegung oder wenn der Kopf im Nacken liegt – kommt es zu einer signifikanten Tonussteigerung der Streckermuskulatur im ganzen Körper.

Dann soll das Kind den Kopf nach vorne beugen, „*als wolle es nach unten auf die Zehen schauen*". Wenn der Reflex in Flexion präsent ist, während der Kopf gebeugt ist, kommt es zu einer signifikanten Tonussteigerung der Beugemuskulatur.

Da die Verteilung des Muskeltonus an der Kontrolle von Gleichgewicht wie auch Haltung beteiligt ist, können Kopfbewegungen die Gleichgewichtskontrolle beeinträchtigen, wenn der Reflex in beiden Positionen präsent ist.

Testablauf: Aufrecht-Test für den TLR

Testposition: Im Stand
- Das Kind wird aufgefordert sich hinzustellen: die Füße eng nebeneinander, die Arme hängen seitlich des Körpers (Abbildung 3-6).
- Fordern Sie das Kind auf, langsam den Kopf nach hinten in den Nacken zu legen, „*als wolle es zur Decke schauen*" und dann die Augen

zu schließen. (Stellen Sie sich hinter das Kind, um es bei eventuellem Gleichgewichtsverlust auffangen zu können.) Nach 10 Sekunden in dieser Position bitten Sie das Kind, langsam den Kopf nach vorn zu bewegen, *„als wolle es zu seinen Zehen schauen"* und wiederum in dieser Position 10 Sekunden zu bleiben.

Lassen Sie diese Abfolge fünf bis 6-mal wiederholen.

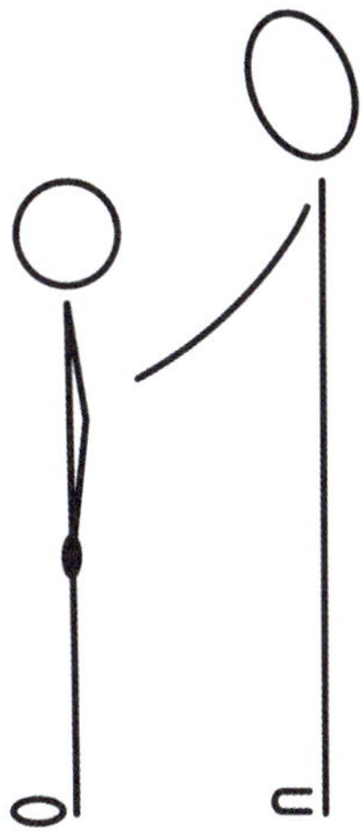

Abbildung 3-6: Testposition für den tonischen Labyrinthreflex (TLR).

Beobachtungen

Zu beobachten ist:

- Beachten Sie jeden Gleichgewichtsverlust oder jede Gleichgewichtsveränderung als Folge der Kopfbewegungen nach hinten und nach vorn.
- Beachten Sie jede kompensatorische Veränderung der Muskelspannung in den Kniekehlen oder Greifbewegungen der Zehen als Folge der Kopfbewegungen.
- Fragen Sie das Kind sofort nach dem Testen, wie es sich fühlt, und beachten Sie jeden Kommentar über Schwindelgefühle oder Übelkeit. Beides ist ein möglicher Hinweis auf eine gestörte vestibulär/propriozeptive Interaktion und/oder auf Restreaktionen eines persistierenden TLR.

Bewertung

Die Bewertung erfolgt nach diesen Kriterien:

0 Keine Reaktion.
1 Leichte Gleichgewichtsverunsicherung oder Haltungsveränderung als Folge der Kopfbewegung.
2 Deutlichere Beeinträchtigung des Gleichgewichts während des Testens und/oder Veränderung des Muskeltonus in den Beinen.
3 Drohender Gleichgewichtsverlust und/oder Veränderung der Muskelspannung in den Beinen und/oder Desorientierung als Folge des Testablaufs.
4 Gleichgewichtsverlust und/oder massive Veränderung der Muskelspannung beim Versuch, das Gleichgewicht wiederzugewinnen. Dies kann von Schwindel oder Desorientierung begleitet sein.

3.4 Tests zur Überprüfung okulomotorischer Funktionen

Lesen oder die Fähigkeit, eine Druckzeile zu verfolgen und die Bedeutung der Symbole auf der Seite zu erfassen, erfordert die Entwicklung einer komplexen Anzahl von Augenbewegungen, beginnend mit der Fähigkeit, einen visuellen Fixationspunkt auf der Seite zu finden.

Fixation ist die Fähigkeit der beiden Augen, auf den Fixationspunkt hin zu konvergieren. Konvergenz ist der Prozess, durch den zwei separate Bilder, die von jedem der beiden Augen jeweils gesehen werden, zu einem einzigen klaren Bild „fusionieren".

Dann vollführen die beiden Augen eine kleine schwungvolle Bewegung zum nächsten Fixationspunkt auf der Seite. Diese Bewegung wird Sakkade genannt. Der Zweck von Sakkaden besteht darin, die Augen so schnell wie möglich zur nächsten Position zu bewegen, sodass der Fokus des Interesses auf der Fovea zentriert ist. Die Fovea ist der Bereich des Auges, wo das, was man sieht, am schärfsten abgebildet und als Seheindruck ins Gehirn weitergeleitet wird.

Nach jeder Sakkade pausieren die Augen kurz (fixieren) und vollführen dann eine kleine rückläufige Bewegung, um zu überprüfen, ob in der vorherigen Sakkade etwas übersehen wurde. Die Größe der Sakkade wird beständig entsprechend des Umfangs des Textes und der Anzahl der Wörter in einer Zeile angepasst. Am Ende jeder Zeile müssen die Augen eine große rückläufige Bewegung machen, um zum Zeilenanfang der nächsten Zeile zu gelangen und dann weiterzulesen.

Alle Probleme mit visueller Fixation, Konvergenz und Steuerung der Sakkaden können sich während des Lesens beeinträchtigend auf Flüssigkeit, Genauigkeit und das Leseverstehen auswirken. Der folgende Test, der auf einem ursprünglich von Valett (1980)[9] entwickelten Test basiert, kann Probleme in einem oder mehreren dieser den Leseprozess unterstützenden okulomotorischen Bereiche identifizieren helfen.

Bitte beachten Sie, dass die Testvorlagen, die für die Tests in den Abschnitten Kap. 3.4.1, Kap. 3.4.2 und Kap. 3.5.1 dargestellt sind, nur zur Illustration dienen. Für die Durchführung dieser Tests verwenden Sie bitte die Testvorlagen in Kap. 5.3.

3.4.1 Test zur Überprüfung von Fixation, Konvergenz und Kontrolle von Sakkaden[9]

Testablauf

Testposition: Im Stand
Das Kind wird aufgefordert, jedes zweite Symbol auf den in Abbildung 3-7 gezeigten Zeilen zu nennen (unter Screening-Bedingungen verwenden Sie bitte Abbildung 5-3 in Kap. 5). Diese Aufgabe soll so schnell wie möglich ausgeführt werden, ohne dass das Kind mit dem Finger auf die Symbole zeigt. Die Bewertung erfolgt nach dem Grad der Genauigkeit.

DS 7LY N 2BTEK P 83

1 C OP MW9

4U JQ6HX V F5Z A

M XS 3L

Abbildung 3-7: Test auf Fixation, Konvergenz und Kontrolle der Sakkaden (Valett) (unter Screening-Bedingungen Abbildung 5-3 verwenden).

Bewertung

Die Bewertung erfolgt nach diesen Kriterien:

- **0** Kind ist in der Lage sein, die jedes 2. Symbol korrekt zu benennen, ohne Platzverlust, Zögern, Auslassungen, Wiederholungen oder Fingerzeigen.
- **1–3** Die Bewertung richtet sich nach der Anzahl der Auslassungen, Wiederholungen, falschen Antworten.
- **4** Kind ist nicht in der Lage, in der richtigen Reihenfolge die Symbole korrekt zu benennen.

3.4.2 Test zur Überprüfung der visuellen Integration

Um die visuelle Aufmerksamkeit in der Nahsicht zu fokussieren, muss man in der Lage sein, visuelle Informationen vom Hintergrund und der Peripherie zu ignorieren. Dies hängt von der Fähigkeit ab, den Konvergenznahpunkt aufrechtzuerhalten. Kinder mit schlecht entwickeltem Konvergenznahpunkt „verlieren" sich häufig in der Vorlage oder ihre Augen werden von der Peripherie angezogen (visuelle Stimulusgebundenheit). Häufig können sie die Anzahl der Symbole im Test (s. Abbildung 3-8) nicht zählen, ohne mit dem Finger auf eine einzelne Form zu zeigen, oder überprüfen mehrfach, ob sie nicht ein Symbol ausgelassen haben, oder zählen öfter als einmal.

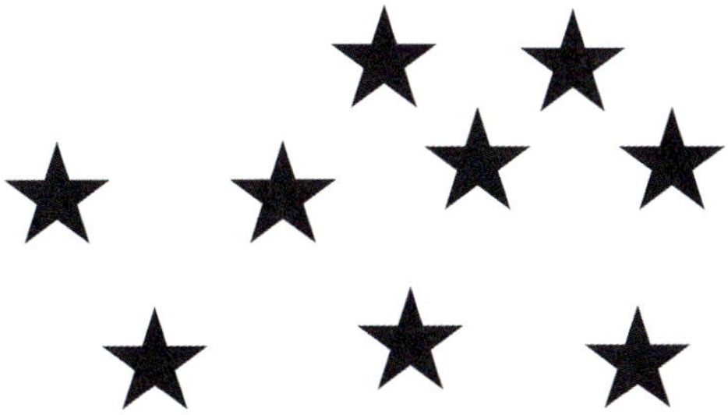

Abbildung 3-8: Testmuster für visuelle Integration: Sterne (unter Screening-Bedingungen Abbildung 5-4 in Kap. 5 verwenden).

Testablauf

Testposition: Stehend
Das Kind wird aufgefordert, auf die Symbole in Abbildung 3-8 zu schauen, sie aber nicht zu berühren. Es wird gefragt: „*Wie viele Sterne siehst Du?*"

Bewertung

Die Bewertung erfolgt nach diesen Kriterien:

0 Keine beobachtbaren Auffälligkeiten.
1 Lässt eine Zahl aus oder muss einmal nachprüfen.
2 Lässt 2 Zahlen aus oder muss zweimal nachprüfen.
3 Lässt 3 Zahlen aus oder muss dreimal nachprüfen.
4 Mehr als 3 Auslassungen oder Nachkontrollen.

3.5 Tests zur visuell-auditiven Spracherkennung

(Testvorlagen sind übersichtlicher in Kap. 5.3 dargestellt)

3.5.1 Lautunterscheidung (einzelne Laute, Lautverbindungen und Silben)

Um lesen zu können, muss ein Kind in der Lage sein, ein visuelles Symbol auf der Seite in sein auditives Äquivalent zu übersetzen. Zusätzlich zur Steuerung okulomotorischer Fähigkeiten erfordert dies vorrangig die Fähigkeit, zwischen unterschiedlichen Lauten, Lautverbindungen und sinnlosen Wörtern wie z. B. Silben zu diskriminieren.

Die Fähigkeit eines Kindes, einzelne Laute klar und korrekt zu artikulieren, ist häufig Ausdruck seiner phonetischen und auditiven Wahrnehmung. Schwierigkeiten damit, entweder visuelle Symbole in Laute umzusetzen oder Laute korrekt auszusprechen, können Lesen und Rechtschreibung unterminieren.

(Schwierigkeiten bei der Lautunterscheidung und/oder Artikulation stehen nicht in direktem Zusammenhang mit dem Vorhandensein aberranter Reflexe.)

Da Schwierigkeiten in den ersten drei Tests zur Lautdiskriminierung auch aufgrund visueller Wahrnehmungsprobleme entstehen können, wird die Prozedur, falls das Kind im ersten Durchlauf versagt, wiederholt und das Kind dabei gebeten, die vorgesprochenen Laute nachzusprechen.

Testablauf

Das Kind erhält die folgende Instruktion: „*Schau dir diese Buchstaben an und sag, wie sie sich anhören würden*".

Konsonanten: **b l j f p r n d m**

Konsonantenverbindungen: **br sp gl pf kl gr st fl**

Silben: **lich ten nant de tung ein**

Beobachtungen

Zu beobachten ist:

- Kann das Kind in allen drei Tests die Buchstaben lautgetreu wiedergeben?
- Bekommt es Schwierigkeiten, wenn mehr als ein Buchstabe präsentiert wird?
- Wenn dem Kind die Laute/Lautverbindungen vorgesprochen werden, kann es diese dann korrekt wiederholen?

Bewertung

Die Bewertung erfolgt nach diesen Kriterien:

0 Buchstaben und Laute werden in allen drei Tests korrekt miteinander verbunden.
1 Buchstaben und Laute werden bei den Konsonanten und Konsonantenverbindungen korrekt miteinander verbunden.
2 Buchstaben und Laute werden nur bei den Konsonanten korrekt miteinander verbunden.
3 Buchstaben und Laute werden nur korrekt miteinander verbunden, wenn sie dem Kind vorgesprochen werden.
4 Kind ist weder in der Lage, die gelesenen Buchstaben lautgetreu wiederzugeben noch sie richtig nachzusprechen.

Ist das Kind nicht in der Lage, die Laute korrekt zu lesen *und* zu wiederholen, sollte ein Hörtest mit weiteren Nachprüfungen in Erwägung gezogen werden. Werden bei einem Standardhörtest keine pathologischen Auffälligkeiten gefunden, könnte ein Hörtraining empfohlen werden.

3.5.2 Lautsynthese

Lesen, Rechtschreibung und die Fähigkeit, aufeinander folgende Instruktionen zu befolgen, hängen von der Verarbeitungsgeschwindigkeit auditiver Stimuli ab. Studien haben gezeigt, dass Kinder mit Leseschwierigkeiten häufig in der Verarbeitung von Sprachlauten verlangsamt sind und einzelne Laute in einem Wort nicht registrieren. Andere haben Schwierigkeiten in der Befolgung mehrerer Anweisungen hintereinander, da sie immer noch damit beschäftigt sind, den ersten Teil zu verarbeiten, wenn bereits der zweite und dritte Teil der Anweisung erfolgt. Der folgende Test zur Lautsynthese, ursprünglich von Valett [9] entwickelt, kann auf Schwierigkeiten bei der Wahrnehmung aller Laute innerhalb eines einzelnen Wortes hinweisen.

Testablauf

Testposition: Stehend
Dem Kind ist während des Tests nicht gestattet, die folgenden Wörter zu sehen.

Es wird gefragt:

- Wie klingt der 2. Laut in dem Wort **Katze**?
- Welcher Laut kommt in dem Wort **stopp** *nach* dem **t**?
- Welches Wort entsteht, wenn man diese Buchstaben zusammenfügt: **B** und **e** und **tt**?
- Nenne mir den Namen und die Laute der Buchstaben in dem Wort **Hund**.

Bewertung

Die Bewertung erfolgt nach diesen Kriterien:

0 Alle Laute werden erkannt und in der richtigen Reihenfolge richtig ausgesprochen.
1 Dem Kind gelingt es nicht, die Laute der Buchstaben im Wort **Hund** richtig und in der richtigen Reihenfolge wiederzugeben.
2 Dem Kind gelingt es nicht, die Laute und Anordnung der Buchstaben, die die Wörter **Bett** und **Hund** bilden, zu erkennen.
3 Kind kann den Laut **o** im Wort **stopp** nicht identifizieren.
4 Kind kann keinen der obigen Laute identifizieren.

Falls ein Kind, das älter als 7,5 Jahre ist, sowohl im Test zur Lautdiskriminierung als auch zur Lautsynthese die Bewertung 4 erhält, werden die Durchführung eines Hörtests sowie mögliche weitere Untersuchungen auf Hörverarbeitungsschwierigkeiten hin empfohlen.

3.6 Tests zur Überprüfung der visuellen Wahrnehmung

Die folgenden beiden Tests sind adaptierte Versionen von Tests, die ursprünglich von A.E. Tansley [10] und Lauretta Bender [11] entwickelt wurden.

Die *Tansley Standard Figures* basieren auf Zeichentests, die erstmals von Gesell zur Überprüfung feinmotorischer Fähigkeiten und der Auge-Hand-Koordination entwickelt wurden. Es liegen Angaben vor, in welchem Entwicklungsalter ein Kind in der Lage sein sollte, jede der Formen abzuzeichnen. Eine Diskrepanz zwischen der Fähigkeit eines Kindes, eine altersgemäße Zeichnung anzufertigen, und seinem chronologischen Alter ist ein Hinweis auf Unreife in der Entwicklung der Auge-Hand-Koordination.

Der *Visual Motor Gestalt Test* wurde im Jahre 1938 von der Kinder-Neuropsychiaterin Lauretta Bender entwickelt und von *The American Othopsychiatric Association* als Monographie unter dem Titel *A Visual Motor Gestalt Test and its Uses* veröffentlicht. [11] Der Test wurde konzipiert, um visuo-motorische Reife zu evaluieren, auf Entwicklungsstörungen hin zu screenen und neurologische Funktionen oder Hirnschädigungen zu überprüfen.

Der Originaltest bestand aus neun Formen, die jeweils einzeln auf einer etwa 8×13 cm großen Karte abgebildet waren. Der Testperson wurde jede Form mit der Aufforderung gezeigt, diese auf ein leeres Blatt Papier abzumalen. Die Ergebnisse wurden nach Genauigkeit und anderen Merkmalen bewertet. Viele der in diesem Test benutzten Formen sind in andere standardisierte Screening-Tests zur visuellen Wahrnehmung und Auge-Hand-Koordination aufgenommen worden. Im Kontext *dieser* Screening-Tests sollten sie nur zu Screening-Zwecken eingesetzt werden, um Hinweise auf Schwierigkeiten in drei Funktionsbereichen zu identifizieren.[15]

Bei vorliegenden visuellen Wahrnehmungsproblemen, könnte eine eingehendere Untersuchung mit einem der folgenden Screening-Tests angezeigt sein.

3.6.1 Visuelle Wahrnehmung

Visuelle Wahrnehmung beschreibt die Fähigkeit des Gehirns, durch die Augen empfangene visuelle Bilder präzise zu interpretieren und ihnen einen Sinn zu verleihen. Dazu gehört viel mehr als lediglich ein gutes Sehvermögen. Sie ist das Produkt multisensorischer und motorischer Erfahrung. Sehinformationen werden mit Informationen aus anderen sensorischen Systemen verbunden, während wir uns im Raum bewegen. Visuelle Wahrnehmung ist eine komplexe Funktion und wird im Bezug auf folgende 3 Aspekte überprüft:

Visuelle Diskriminierung

Visuelle Diskriminierung beschreibt die Fähigkeit, Ähnlichkeiten und Unterschiede zwischen Formen zu erkennen. Visuelle Diskriminierungsprobleme können sich in beständigen Fehlinterpretationen einzelner Formen des *Tansley Standard Figures Tests* oder des *Bender Visual Motor Gestalt Tests* zeigen.

Beispiele visueller Wahrnehmungsprobleme beim Kopieren der unteren Reihe von Formen des *Tansley Standard Figures Tests* (Abbildung 3-9) kann man in Abbildung 3-10 (vor dem Start des entwicklungsbezogenen Übungsprogramms) sehen. Die Abbildung 3-11 zeigt die

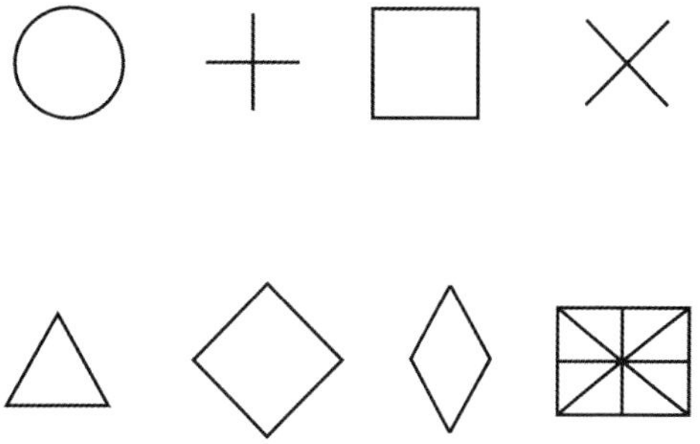

Abbildung 3-9: Vorlage für den *Tansley Standard Figures Test.*

15 In der Folge wurden die Tests umfassend bei militärischem Personal eingesetzt. 1964 erstellte Elizabeth M. Koppitz eine neue Version für klinische Zwecke: *The Bender Gestalt Test for Young Children.* Dieser ist danach als *The Koppitz Developmental Scoring System for the Bender-Gestalt Test* überarbeitet worden. Der Bender Gestalt Test wurde in den 1990ern von der Riverside Publishing Company erworben und mit einem revidierten Bewertungssystem als der Bender-II herausgegeben. Der Bender-II enthält 16 Formen. Der Originaltest bestand nur aus neun Formen.

Zeichnungen desselben Kindes 3 Monate nach dem Start des Übungsprogramms.

Als ihm seine erste Zeichnung gezeigt wurde (Abbildung 3-10), lautete sein Kommentar, dass ihm dieses Mal andere Formen gegeben worden seien, da sie nicht so aussähen wie beim ersten Mal. Dies ist ein Beispiel eines „versteckten" visuellen Diskriminierungsproblems, welches nicht notwendigerweise dadurch erkannt wird, dass man ein Kind einfach bittet, zwei identische Formen zuzuordnen wie z. B. einen Kreis zu einem anderen Kreis auf einem Testbogen. Das Kind mag in der Lage sein, ähnliche Formen einander zuzuordnen, doch gibt uns dies nicht die Information, wie das Kind die Formen tatsächlich *wahrnimmt.*

In Abbildung 3-9 findet man beim Dreieck, beim auf die Spitze gestellten Quadrat und beim Diamanten Beispiele visueller Diskriminierungsschwierigkeiten bei der *Wahrnehmung* genauer Winkel. Die Flagge liefert Hinweise auf Probleme visueller Konvergenz bei der Wahrnehmung, dass alle Linien sich in der Mitte kreuzen.

Neben diesen visuellen Wahrnehmungsproblemen zeigen Abbildung 3-10 und Abbildung 3-11 auch Schwierigkeiten in der Auge-Hand-Koordination.

Auge-Hand-Koordination

Auge-Hand-Koordination bezieht sich auf die Fähigkeit, feinmotorische Bewegungen mit einem visuellen Stimulus zu koordinieren. Das Kind mit Schwierigkeiten in diesem Bereich hat Probleme dabei, das, was es sieht, entsprechend geschickt motorisch umzusetzen, z. B. beim Abschreiben und Abmalen. Auge-Hand-Koordination erfordert visuelle Wahrnehmung verbunden mit motorischer Koordination, um eine genaue Wiedergabe der Vorlage zustande zu bringen. Abbildung 3-10 und Abbildung 3-11 zeigen Schwierigkeiten in der Auge-Hand-Koordination hinsichtlich folgender Aspekte:

- Stiftführung mit Auswirkung auf die Qualität der Linien bei allen Formen, die in der Vorlage in Abbildung 3-9 gezeigt sind.
- Linien treffen sich nicht an den Ecken der Formen in Abbildung 3-10 und Abbildung 3-11.
- Unfähigkeit, bei der Flagge in den horizontalen und vertikalen Linien die Mittellinie zu kreuzen in Abbildung 3-10.
- Fortgesetzte Schwierigkeit der Mittellinienkreuzung bei den diagonalen Linien in Abbildung 3-11.

Räumliche Probleme

Räumliche Probleme können in Bezug auf Größe, Ausrichtung und Gestaltung der Formen auf dem Bogen erkennbar sein. Geringere räumliche Probleme sind an den Unregelmäßigkeiten bei der Größe der Formen in Abbildung 3-10 und an der nach rechts unten abfallenden Darstellung der Formen (obere Reihe) in Abbildung 3-11 zu beobachten.

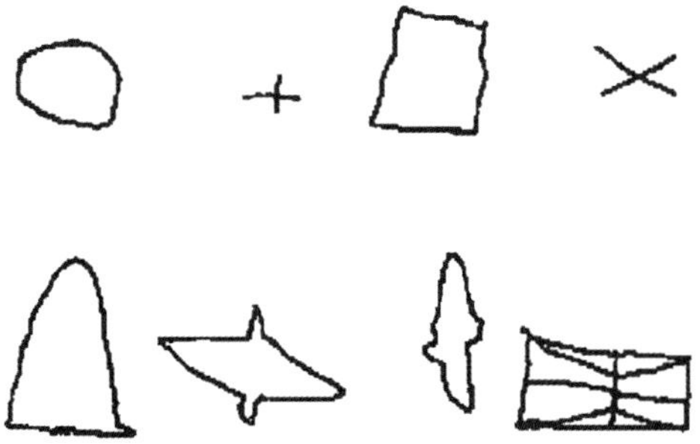

Abbildung 3-10: Erste Zeichnung der *Tansley Standard Figures.*

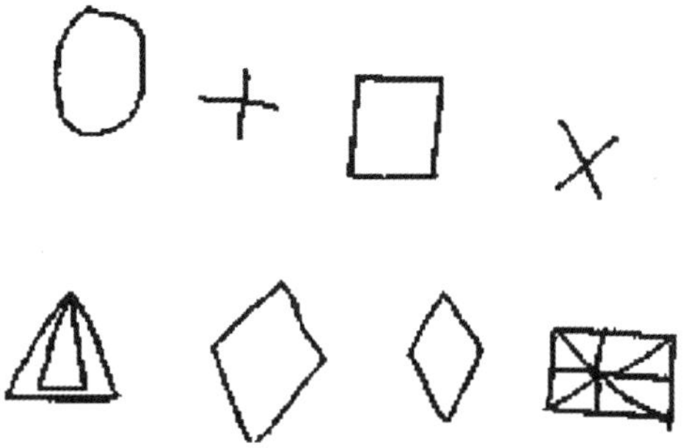

Abbildung 3-11: Zweite Zeichnung der *Tansley Standard Figures* – 3 Monate später.

Erforderliche Testausrüstung für visuelle Wahrnehmungstests

Erforderlich sind:
- Testvorlagen in Kap. 5.3 für die hier beschriebenen Tests.
- Leere Blätter DIN A4-Format.
- Angespitzter Bleistift (Lineal und Radiergummi sind nicht erforderlich).

3.6.2 Der *Tansley Standard Visual Figures Test* [10]

Testablauf

Testposition: Kind sitzt am Tisch
- Beobachten Sie das Kind dabei, wie es alle Zeichenaufgaben ausführt.
- Präsentieren Sie dem Kind die Formen von Abbildung 3-12 in *horizontaler* Ausrichtung. (Verwenden Sie dabei die ganzseitige Version in Kap. 5.3, Abbildung 5-5).
- Fordern Sie das Kind auf, die Formen mit einem Bleistift *freihändig* auf einen Leerbogen im DIN A 4 Format zu kopieren. Weisen Sie es darauf hin, dass die Kopie möglichst genau so aussehen soll wie die Vorlage auf dem Testbogen.

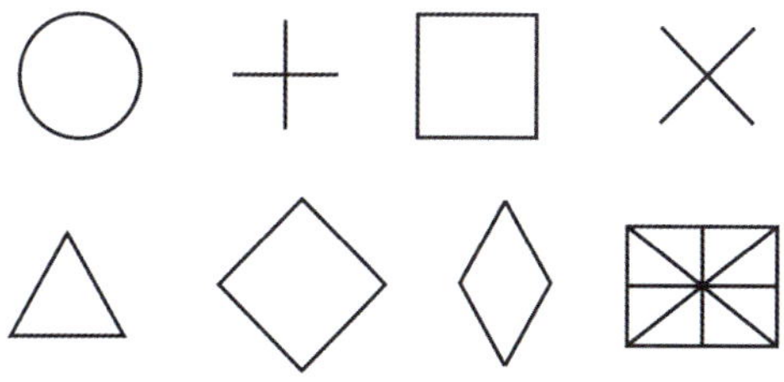

Abbildung 3-12: Die *Tansley Standard Visual Figures*.

3.6.3 Adaptierter *Bender Visual Motor Gestalt Test* (BVMG-Test)[12]

Testablauf

Präsentieren Sie die Formen von Abbildung 3-13 in *vertikaler* Ausrichtung. (Verwenden Sie dabei die ganzseitige Version in Kap. 5, Abbildung 5-6) Fordern Sie das Kind auf, die Formen mit einem Bleistift *freihändig* auf einen Leerbogen im DIN A 4 Format zu kopieren.

Beobachten Sie das Kind auch bei dieser Zeichenaufgabe.

Normalerweise werden die Formen des *Bender Visual Motor Gestalt Tests* einzeln der Testperson präsentiert, die sie dann entweder kopieren oder aus dem Gedächtnis zeichnen soll. INPP hat den Einsatz dieser Formen so adaptiert, dass sie alle zusammen auf einem Bogen präsentiert werden, um zu sehen, wie das Kind mit einer Vielzahl visueller Stimuli zurechtkommt.

Abbildung 3-14 zeigt verkleinerte Beispiele gravierender visueller Unterscheidungs- und Auge-Hand-Koordinationsprobleme bei den Formen des adaptierten *Bender Visual Motor Gestalt Tests* sowie räumliche Probleme in Bezug auf die Verteilung auf dem Blatt. So kommt es zu durchgehenden Verzerrungen in den Darstellungen des auf die Spitze gestellten Quadrats, des Diamanten und der hexagonalen (sechseckigen) Formen wie auch fortgesetztem Wiederholen der beiden ersten Formen in der obersten Reihe (Kreis und auf die Spitze gestelltes Quadrat). Formen, die in der Vorlage

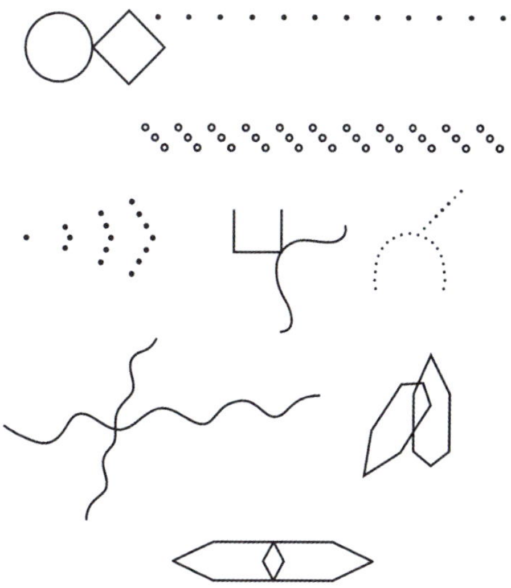

Abbildung 3-13: Adaptierter *Bender Gestalt Figures Test* (BVMG-Test).

entweder miteinander verbunden oder ineinander verflochten sind, werden getrennt voneinander gezeichnet und das Kind sieht nicht, dass die mittlere Punktereihe einen Pfeil bildet.

Abbildung 3-15 ist von demselben Kind 5 Monate nach Beginn des 12-monatigen entwicklungsbezogenen Übungsprogramms gezeichnet. Die visuelle Diskriminierung (z. B. bei der Trennung von Kreis und dem auf die Spitze gestellten Quadrat) ist nach wie vor noch beeinträchtigt, doch gibt es deutliche Verbesserungen im Vergleich zur ersten Zeichnung (Abbildung 3-14). Es bestehen immer noch erhebliche Schwierigkeiten in der Auge-Hand-Koordination, erkennbar am mehrmaligen Durchstreichen einiger Formen. Wie jenes Kind, das die Zeichnungen Abbildung 3-10 und Abbildung 3-11 anfertigte, beteuerte auch dieses Kind, dass die Vorlage nicht dieselbe sei wie das erste Mal, da sie nicht genauso *aussehe* (visuelle Wahrnehmung). Auch zeigte es sich frustriert, dass es nicht in der Lage war, das, was es nun sehen konnte, nicht entsprechend beim Abmalen umsetzen zu können (Auge-Hand-Koordination).

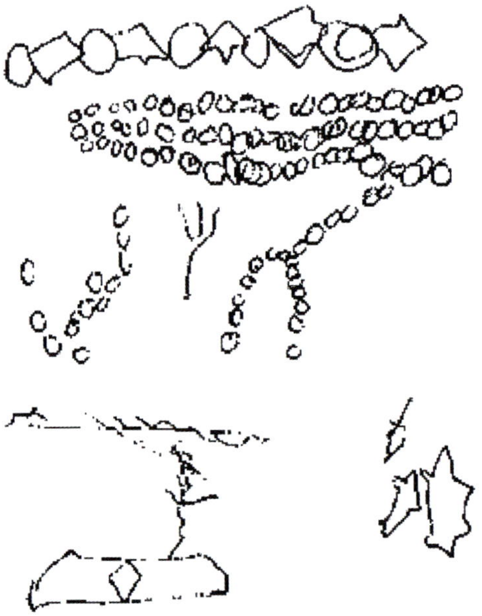

Abbildung 3-14: *Bender Visual Motor Gestalt Test* (BVMG-Test) vor Beginn des Übungsprogramms.

3.6.4 Bewertung der visuellen Wahrnehmungstests

Es liegen Angaben zum Alter vor, in dem ein Kind in der Lage sein sollte, die jeweiligen Formen auf dem Tansley-Testbogen zu reproduzieren:

- Kreis: 3 Jahre (im Uhrzeigersinn)
- Kreis: 5 Jahre (gegen den Uhrzeigersinn)
- Kreuz: 3,5 Jahre
- Quadrat: 4 Jahre
- X: 4,5 bis 5,5 Jahre
- Dreieck: 6 Jahre
- Auf die Spitze gestelltes Quadrat: 7 Jahre
- Diamant: 7 bis 7,5 Jahre
- Flagge: 6 Jahre

Daher ist es möglich, Zeichen auf Unreife in der visuellen Wahrnehmung zu erkennen, wenn ein Kind nicht in der Lage ist, die Formen zu reproduzieren, die seinem chronologischen Alter entsprechen.

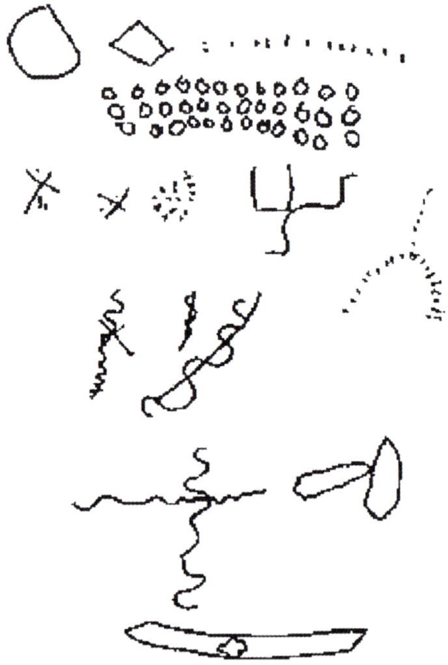

Abbildung 3-15: BVMG-Test 5 Monate nach Beginn eines individuellen INPP-Übungsprogramms.

Bewertungskriterien der **visuellen Diskriminierung** bei beiden Tests:

- Konsistente Falschdarstellung derselben Form.
- Verringerte oder erhöhte Anzahl von Elementen, z. B. bei der Darstellung der Punkte auf dem Bogen des *Bender Visual Motor Gestalt Tests* (BVMG-Test).
- Austausch von Elementen, z. B. beim BVMG-Test anstelle von Kreisen Punkte malen.
- Perseveration (dieselbe Form wird mehrfach gezeichnet, obwohl sie in der Vorlage nur einmal dargestellt ist.)
- Formen, die in der Vorlage miteinander verbunden sind, wie der Kreis und das Quadrat beim BVMG-Test, werden getrennt voneinander gezeichnet.
- Unfähigkeit, Muster und Strukturen zu erkennen, z. B., dass die Gruppe von Punkten einen Pfeil bildet.
- Rotation von Formen.

Bewertungskriterien der **Auge-Hand-Koordination** bei beiden Tests:

- Qualität der Strichführung, z. B. wellige oder zittrige Linien; Linien werden eher gestrichelt als durchgezogen.
- Formen an den Ecken offen.
- Mittellinie wird nicht gekreuzt.
- Unfähigkeit, die Größe der Formen richtig wiederzugeben.
- Die Anzahl der korrekten Zeichnungen entspricht nicht dem chronologischen Alter des Kindes, d. h., es liegt eine Diskrepanz zwischen dem Entwicklungs- und dem chronologischen Alter bei der Wiedergabe der Tansley-Formen vor.
- Darstellung der Größe und des Umrisses der Formen fehlerhaft.

Bewertungskriterien der **räumlichen Probleme** bei beiden Tests:

- Räumliche Verteilung der Figuren auf dem Blatt entspricht nicht der Vorlage.
- Zu große oder zu kleine Abstände zwischen den Figuren.
- Vertauschung von rechts und links.
- Vertauschung von oben und unten.
- Abweichungen der Figuren von vertikaler und horizontaler Ausrichtung.

Zusätzliche Beobachtungen:

- Sitzposition
- Stiftgriff
- Benötigte Zeitdauer
- Kind unzufrieden über seine Resultate

Bewertung: Visuelle Diskriminierung

A: *Tansley Standard Figures*

Die Bewertung erfolgt nach diesen Kriterien:

0 Korrekte Wiedergabe aller Formen.
1 Eine Form ist fehlerhaft dargestellt.
2 Drei Formen sind fehlerhaft dargestellt.
3 Fünf Formen sind fehlerhaft dargestellt.
4 Acht Formen sind fehlerhaft dargestellt.

B: Adaptierte *Bender Visual Motor Gestalt Figuren*

Die Bewertung erfolgt nach diesen Kriterien:

0 Korrekte Wiedergabe aller Formen und ihrer räumlichen Anordnung.
1 Eine Form ist fehlerhaft dargestellt.
2 Drei Formen sind fehlerhaft dargestellt.
3 Fünf Formen sind fehlerhaft dargestellt.
4 Acht Formen sind fehlerhaft dargestellt.

Bewertung Auge-Hand-Koordination

A: *Tansley Standard Figuren*

Die Bewertung erfolgt nach diesen Kriterien:

0 Alle Formen korrekt kopiert
1–4 Eine Bewertung zwischen eins und vier hängt vom *Grad der Schwierigkeit ab, der in einem oder mehreren der folgenden Kriterien deutlich wird*: Unsichere Linienführung (erkennbares Zittern); Ecken werden nicht geschlossen; vertikale Linien sind schief gezeichnet; Linien werden gestrichelt und nicht durchgezogen, Mittellinien bei der Flagge werden nicht gekreuzt.

B. Adaptierte *Bender Visual Motor Gestalt Figuren*
Die Bewertung erfolgt nach diesen Kriterien:

0 Alle Formen korrekt kopiert.

1–4 Eine Bewertung zwischen eins und vier hängt vom *Grad der Schwierigkeit ab, der in einem oder mehreren der folgenden Kriterien deutlich wird*: Unsichere Linienführung (erkennbares Zittern); Ecken werden nicht geschlossen; vertikale Linien oder Punktereihen werden schräg dargestellt; die Formen des Pfeils und des „Iglus" werden nicht richtig wiedergegeben, Schwierigkeit mit dem Zeichnen der sechseckigen Formen; mehrere Versuche, die dann durchgestrichen werden.

Bewertung räumliche Probleme

A: *Tansley Standard Figuren*
Die Bewertung erfolgt nach diesen Kriterien:

0 Alle Formen korrekt kopiert.

1–4 Eine Bewertung zwischen eins und vier hängt vom Grad der Schwierigkeit ab, der in einem oder mehreren der folgenden Aspekte deutlich wird: Sind die Figuren gleich groß und in der gleichen Position oder Ausrichtung wie das Modell? Leichte räumliche Probleme zeigen sich in der Unregelmäßigkeit der Größe von Formen oder in einer Reihe von Formen, die in eine Richtung geneigt sind.

B: Adaptierte *Bender Visual Motor Gestalt Figuren*
Die Bewertung erfolgt nach diesen Kriterien:

0 Alle Formen korrekt kopiert.

1–4 Eine Bewertung zwischen eins und vier hängt vom Grad der Schwierigkeit ab, der in einem oder mehreren der folgenden Aspekte deutlich wird: Sind die Figuren gleich groß und in der gleichen Position oder Ausrichtung wie das Modell? Leichte räumliche Probleme zeigen sich in der Unregelmäßigkeit der Größe von Formen oder in einer Reihe von Formen, die in eine Richtung geneigt sind.

3.6.5 Zusätzliche Aufgaben

Mann-Zeichen-Test

Kinderzeichnungen liefern einen Maßstab für Entwicklungsfortschritte und -verzögerungen. Bereits 1921 vertrat Burton [13] die Auffassung, dass in Kinderzeichnungen Entwicklungsfortschritte oder Hinweise auf Verzögerungen beobachtet werden können. 1926 veröffentlichte Goodenough [14] Ergebnisse zum Mann-Zeichen-Test, die zeigten, dass die Zeichnungen der Kinder Aussagen zu deren Intelligenz ermöglichten. Goodenoughs Test wurde 1963 von Harris [15] verfeinert und seit dieser Zeit hat sich das Bewertungssystem im *Goodenough-Harris Drawing Test* als konsistent übereinstimmend mit Intelligenztests wie den Wechsler- oder Binet-Skalen erwiesen.

Während viele Faktoren (beispielsweise Probleme in der Auge-Hand-Koordination) zu Schwierigkeiten mit den motorischen Aspekten beim Zeichnen beitragen, liefert der Mann-Zeichen-Test zumindest *einen* Maßstab für nonverbale kognitive Leistungen. Es gibt eine Reihe von Bewertungssystemen, die die Kinderzeichnungen einer menschlichen Figur überprüfen. Unabhängig vom jeweiligen Bewertungssystem liefert die Zeichnung einer menschlichen Figur nützliche zusätzliche Informationen in Bezug auf:

- eine Diskrepanz zwischen mentalem Alter[16] und chronologischem Alter oder dem Prozentrang auf dem Test als *ein* Maßstab für nonverbale Leistungen,
- die Körpereigenwahrnehmung eines Kindes,
- Hinweise auf neuromotorische Faktoren, die nonverbale Leistungen beeinträchtigen.

Evaluationsstudien des INPP entwicklungsbezogenen Übungsprogramms für den Einsatz an Schulen haben konsistente Verbesserungen in den zeichnerischen Fähigkeiten einschließlich

16 Informationen zur Auswertung des mentalen Alters im Mann-Zeichen-Test sind z. B. hier zu finden: Brosat H, Tötemeyer N. Der Mann-Zeichen-Test nach Hermann Ziler. 13. Aufl. 2019, Hogrefe, Bern.

des Mann-Zeichen-Tests nach Beendigung der Intervention gezeigt. [16] Verbesserungen nonverbaler Leistungen sind wichtig, da bis zu 90 % effektiver Kommunikation auf nonverbalen Aspekten der Sprache basieren. Nonverbale Fähigkeiten sind überdies mit visuell-räumlichen Fähigkeiten verbunden, die viele weitere Aspekte des Lernens unterstützen.

Wird der Mann-Zeichen-Test in diesem Kontext eingesetzt, so kann er sowohl nützliche zusätzliche Hinweise für die Identifikation von Unreifezeichen in nonverbalen Leistungen liefern als auch als objektiver Maßstab für Veränderungen als Folge der Intervention dienen.

Lesealter oder das "National Curriculum Assessment for Reading, Writing and Maths„ (ab dem 5. Lebensjahr)

Das Lesealter oder das "National Curriculum Assessment for Reading, Writing and Maths" (für Großbritannien) liefert zusätzliche objektive Messwerte zur Leistung eines Kindes beim Lesen, Schreiben und Rechnen.[17]

Diese Leistungsbewertungen können entweder nach der Intervention wiederholt oder aus den individuellen Aufzeichnungen des nationalen Lehrplans nach der Intervention herausgesucht werden, um zu bewerten, ob die Verbesserung der neuromotorischen Leistung auch Auswirkungen auf die kognitive Leistungsfähigkeit hat. Zwischen der Verbesserung der neuromotorischen Fähigkeiten und der Verbesserung schulischer Leistungsfähigkeit kann eine Verzögerung von mehreren Monaten auftreten.

17 Anmerkung der Übersetzerin: Auch in Deutschland (Österreich und Schweiz) werden derartige Tests regelmäßig zur Prüfung der Lese- und Rechenfähigkeiten von Schülern eingesetzt. Leider werden diese Tests hier aber anders als im Vereinigten Königreich nicht routinemäßig bei jedem Schulkind während der gesamten Grundschulzeit eingesetzt. Nur dann kann für jedes Kind sein individuelles Lese-Alter (Schreib- und Rechen-Alter) in jedem Grundschuljahr ermittelt werden. Das ist leider in deutschen Schulen in dieser Form nicht der Fall, wodurch eine gute Möglichkeit fehlt, durch das INPP-Bewegungsprogramm erzielte Fortschritte im kognitiven Bereich zu dokumentieren. Wer aus eigenem Interesse solche Tests im Rahmen des entwicklungsbezogenen INPP-Bewegungsprogramms zur Evaluation einsetzen möchte, der oder dem stünden *z. B. folgende Tests dafür zur Verfügung*: Tests und Förderung zur Lese-Schreibkompetenz: ELFE-II, TEPHOBE-R; WRT; DERET: Hogrefe Verlag sowie Tests und Förderung bei Dyskalkulie: MARKO-D, RZD 2-8, Tedi-Math, MBK: Hogrefe Verlag.

3.7 Bewertungsbögen (ab 7 Jahren)

(Übersichtliche Darstellungen der Bewertungsbögen in Kap. 5.3)

Tabelle 3-1: Testauswertungsbogen (ab 7 Jahren)

Durchgeführter Test	1. Test	2. Test
Datum Name Code-Nummer Geschlecht Alter		
Tests zur Überprüfung von grobmotorischer Koordination, Gleichgewicht und Reflexen		
Tandem-Gang (vorwärts)	0 1 2 3 4	0 1 2 3 4
Tandem-Gang (rückwärts)	0 1 2 3 4	0 1 2 3 4
Fog-Test (vorwärts)	0 1 2 3 4	0 1 2 3 4
Fog-Test (rückwärts)	0 1 2 3 4	0 1 2 3 4
Asymmetrisch-tonischer Nackenreflex (Vierfüßler-Test, rechts)	0 1 2 3 4	0 1 2 3 4
Asymmetrisch-tonischer Nackenreflex (Vierfüßler-Test, links)	0 1 2 3 4	0 1 2 3 4
Asymmetrisch-tonischer Nackenreflex (Aufrecht-Test, rechts	0 1 2 3 4	0 1 2 3 4
Asymmetrisch-tonischer Nackenreflex (Aufrecht-Test, links)	0 1 2 3 4	0 1 2 3 4
Symmetrisch-tonischer Nackenreflex (Beugung)	0 1 2 3 4	0 1 2 3 4
Symmetrisch-tonischer Nackenreflex (Streckung)	0 1 2 3 4	0 1 2 3 4
Tonischer Labyrinthreflex (Beugung)	0 1 2 3 4	0 1 2 3 4
Tonischer Labyrinthreflex (Streckung)	0 1 2 3 4	0 1 2 3 4
Total	/48	/48
Tests für visuelles Verfolgen und visuelle Integration		
Test zur Fixation, Konvergenz und Kontrolle der Sakkaden	0 1 2 3 4	0 1 2 3 4
Test zur visuellen Integration	0 1 2 3 4	0 1 2 3 4
Total	/8	/8
Visuell-auditive Spracherkennungstests		
Einzelne Konsonanten	0 1 2 3 4	0 1 2 3 4
Konsonantenverbindungen	0 1 2 3 4	0 1 2 3 4
Silben	0 1 2 3 4	0 1 2 3 4
Synthese	0 1 2 3 4	0 1 2 3 4
Total	/16	/16

Tabelle 3-1: *Fortsetzung*

Durchgeführter Test	1. Test	2. Test
Tests zur Überprüfung der visuellen Wahrnehmung		
Tansley – visuelle Diskriminierung	0 1 2 3 4	0 1 2 3 4
Tansley – Auge-Hand-Koordination	0 1 2 3 4	0 1 2 3 4
Tansley – räumliche Wahrnehmung	0 1 2 3 4	0 1 2 3 4
Adaptierter Bender – visuelle Diskriminierung	0 1 2 3 4	0 1 2 3 4
Adaptierter Bender – Auge-Hand-Koordination	0 1 2 3 4	0 1 2 3 4
Adaptierter Bender – räumliche Wahrnehmung	0 1 2 3 4	0 1 2 3 4
Total	/24	/24
Endergebnisse		
Grobmotorische Koordination, Gleichgewicht und Reflexe	/48	/ 8
Visuelles Verfolgen und Integration	/8	/8
Auditive Spracherkennung	/16	/16
Visuelle Wahrnehmung	/24	/24
Total (Rohwert)	/96	/96
Zusätzliche Aufgabe		
Mann-Zeichen-Test (mentales Alter)		

3.8 Beobachtungsbögen (ab 7 Jahren)

Tabelle 3-2: Beobachtungsbogen (ab 7 Jahren)

Durchgeführter Test	1. Test	2. Test
Datum Name Code-Nummer Geschlecht Alter		
Tests zur Überprüfung von grobmotorischer Koordination, Gleichgewicht und Reflexen		
Tandem-Gang (vorwärts)		
Tandem-Gang (rückwärts)		
Fog-Test (vorwärts)		
Fog-Test (rückwärts)		

Tabelle 3-2: *Fortsetzung*

Durchgeführter Test	1. Test	2. Test
Asymmetrisch-tonischer Nackenreflex (Vierfüßler-Test, rechts)		
Asymmetrisch-tonischer Nackenreflex (Vierfüßler-Test, links)		
Asymmetrisch-tonischer Nackenreflex (Aufrecht-Test, rechts)		
Asymmetrisch-tonischer Nackenreflex (Aufrecht-Test, links)		
Symmetrisch-tonischer Nackenreflex (Beugung)		
Symmetrisch-tonischer Nackenreflex (Streckung)		
Tonischer Labyrinthreflex (Beugung)		
Tonischer Labyrinthreflex (Streckung)		
Tests für visuelles Verfolgen und visuelle Integration		
Test zur Fixation, Konvergenz und Kontrolle der Sakkaden		
Test zur visuellen Integration		
Visuell-auditive Spracherkennungstests		
Einzelne Konsonanten		
Konsonantenverbindungen		
Silben		
Synthese		
Tests zur Überprüfung der visuellen Wahrnehmung		
Tansley – visuelle Diskriminierung		
Tansley – Auge-Hand-Koordination		
Tansley – räumliche Wahrnehmung		
Adaptierter Bender – visuelle Diskriminierung		
Adaptierter Bender – Auge-Hand-Koordination		
Adaptierter Bender – räumliche Wahrnehmung		
Zusätzliche Aufgabe		
Mann-Zeichen-Test (mentales Alter)		

3.9 Interpretation der Bewertungen

Die Endwerte wurden in unterschiedliche Bereiche eingeteilt, um damit beurteilen zu können, ob Zeichen von Unreife in einem oder mehreren Funktionsbereichen überwiegen.

Die Werte werden in fünf Bereiche unterteilt:

0 Keine *Auffälligkeiten.*
1 *Niedrige* Werte: 25 %
2 *Mittlere* Werte: 25–50 %
3 *Hohe* Werte: 50–75 %
4 *Sehr hohe* Werte: 75–100 %

3.9.1 Tests für grobmotorische Koordination, Gleichgewicht und Reflexe

Tabelle 3-3: Testergebnis und Empfehlungen

Testergebnis	Empfehlung
Keine Auffälligkeiten	Keine Maßnahmen erforderlich.
Niedrige Werte	Keine Maßnahmen erforderlich, doch könnte das Kind von der Teilnahme am INPP entwicklungsbezogenen Übungsprogramm für Schulen profitieren.
Mittlere Werte	INPP-Schulprogramm empfohlen.
Hohe Werte	INPP-Schulprogramm empfohlen, aber auch eine ärztliche Überweisung könnte indiziert sein. Kinder in dieser Gruppe könnten auch nach einer vollständigen entwicklungsneurologischen Überprüfung von dem vom INPP entwickelten *individuellen* neuromotorischen Förderprogramm profitieren.
Sehr hohe Werte	Überweisung durch den Hausarzt zwecks weiterer professioneller Untersuchungen. Diagnosestellung und professionelle Intervention oder Unterstützung indiziert.

3.9.2 Tests zur Überprüfung der visuellen Wahrnehmung

Falls die Werte *sowohl* in diesem Bereich *wie auch* im Bereich grobmotorische Koordination, Gleichgewicht und Reflexe zwischen dem *mittleren und hohen* Niveau liegen, sind nach Beendigung des INPP-Schulprogramms zugleich mit Verbesserungen in den neuromotorischen Fähigkeiten häufig auch Verbesserungen in der visuellen Wahrnehmung und in der Auge-Hand-Koordination zu beobachten.

Sind die Werte für visuelle Wahrnehmung auffällig, die Werte für grobmotorische Koordination, Gleichgewicht und Reflexe jedoch *im Normbereich*, so ist eine Überweisung an einen Augenarzt zwecks Durchführung eines umfassenden Seh-Tests zu empfehlen. Ist der Visus in Bezug auf Nah- und Fernsicht normal, dennoch aber in den Tests visuelle Wahrnehmungsprobleme erkennbar *ohne einen Nachweis anomaler Reflexe*, so *könnte* dies auf spezifische okulomotorische Dysfunktionen hinweisen. Dann wäre eine weitere Untersuchung durch eine Funktionaloptometristin oder einen Funktionaloptometristen indiziert.

3.9.3 Tests zur visuell-auditiven Spracherkennung

Fallen die Werte hier in den *mittleren bis hohen Bereich*, wird empfohlen, bei dem Kind eine Hörüberprüfung vornehmen zu lassen. Sind die Werte dabei im Normbereich, jedoch weiterhin Lautdiskriminierungsschwierigkeiten und auditive Merkfähigkeit/Sequenzierung evident, *könnten* diese Schwierigkeiten auf eine *auditive Verarbeitungsproblematik* hinweisen. Empfohlen wird dann eine Überweisung an eine Hals-Nasen-Ohren-Ärztin oder einen -Arzt zwecks weiterer Überprüfung auf eine auditive *Verarbeitungsstörung* oder eine auditive *Verarbeitungsschwierigkeit* hin.

Die Ärztin oder der Arzt kann dann nach einer audiologischen und anschließenden logopädischen Untersuchung eine auditive *Verarbeitungsstörung* diagnostizieren, auch zentrale auditive Verarbeitungs- und Wahrnehmungsstörung (ZAVWS) genannt.

Eine auditive *Verarbeitungsschwierigkeit* kann mit einer geeigneten Hörtherapie behandelt werden. Es gibt eine Reihe unterschiedlicher Hörtrainingsmethoden, von denen einige auch zu Hause oder in der Schule eingesetzt werden können, z. B. die Johansen Individualisierte Auditive Stimulation (JIAS).[18]

Andere Hörtherapien, wie z. B. die Tomatis-Methode, werden in dafür spezialisierten Zentren angeboten.

Literatur

[1] Hoff H, Schilder P. Der Lagereflex des Menschen. Klinische Untersuchungen über Haltungs- und Stellreflexe und verwandte Phänomene. Vienna (AT): Julius Springer; 1927. https://doi.org/10.1007/978-3-7091-2193-1

[2] Fog E, Fog M. Cerebral inhibition examined by associated movements. In: MacKeith R, Bax M, editors. Minimal cerebral dysfunction. Papers from the International Study Group, Oxford, September 1962. London: William Heinemann Medical Books Ltd; 1963.

[3] Accardo PJ. A neuro-developmental perspective on specific learning difficulties. Baltimore (MD): University Park Press; 1980.

[4] Goddard Blythe SA. Reflexes, movement, learning and behaviour. Stroud (UK): Hawthorn Press; 2023. (Goddard Blythe SA. Greifen und BeGreifen. Wie Lernen und Verhalten mit frühkindlichen Reflexen zusammenhängen. Stark erweiterte Neuausgabe. Kirchzarten bei Freiburg: VAK, 2025).

[5] Ayres AJ. Sensory integration and learning disorders. Los Angeles (CA): Western Psychological Services; 1978.

[6] Parmentier CL. The asymmetrical tonic neck reflex in normal first and third grade children. Am J Occup Ther. 1975;29(8):463–468.

[7] Silver AA. Postural and righting responses in children. J Pediatr. 1952;41:493–498. https://doi.org/10.1016/S0022-3476(52)80134-9

[8] McPhillips M, Jordan-Black JA. Primary reflex persistence in children with reading difficulties (dyslexia): a cross-sectional study. Neuropsychologia. 2007;45:748–754. https://doi.org/10.1016/j.neuropsychologia.2006.08.005

[9] Valett RE. Dyslexia – a neurophysiological approach. Tunbridge Wells (UK): Costello Educational; 1980.

[10] Tansley AE. Reading and remedial reading. London: Routledge and Kegan Paul Ltd; 1967.

[11] Bender L. A visual motor gestalt test and its clinical uses. New York (NY): American Orthopsychiatric Association; 1938.

[12] Brannigan G, Decker S. Bender visual-motor gestalt test. 2nd ed. Los Angeles (CA): Western Psychological Services; 2003. https://doi.org/10.1037/t05602-000

[13] Burt C. Mental and scholastic tests. London: PS King & Son; 1921.

[14] Goodenough F. Measurement of intelligence by drawings. Yonkers-on-Hudson (NY): World Book Co.; 1926.

[15] Harris DB. Children's drawings as measures of intellectual maturity. New York (NY): Harcourt, Brace & World Inc.; 1963.

[16] Goddard Blythe, SA. Releasing educational potential through movement. A summary of individual studies carried out using the INPP Test Battery and Developmental Exercise Programme for use in schools with children with special needs. Child Care in Practice. 2005;11(4):415–432.

18 Anmerkung der Übersetzerin: Weitere Informationen über das Johansen-Hörtraining (Anbieter und Kurse in Deutschland, Österreich und der Schweiz) finden Sie auf: https://www.hoertraining-jias.ch/, https://www.jias.at/ und https://www.hoertraining-jias.de/.

4
Das entwicklungsbezogene INPP-Bewegungsprogramm

Es wird dringend empfohlen, dass alle, die das entwicklungsbezogene INPP-Bewegungsprogramm umsetzen möchten, neben der Lektüre des Handbuchs und dem Erwerb von Begleitmaterialien einen vom Institut für Neuro-Physiologische Psychologie (INPP) anerkannten zweitägigen Kurs zur Anwendung der Testverfahren und des entwicklungsbezogenen Bewegungsprogramms besuchen.[19]

4.1 Nutzungshinweise für das entwicklungsbezogene INPP-Bewegungsprogramm

Das entwicklungsbezogene INPP-Bewegungsprogramm besteht aus einer Reihe täglich durchzuführender spezieller Bewegungsübungen, die auf Bewegungen basieren, die normalerweise von Kindern im ersten Lebensjahr durchgeführt werden.

Schlüsselelemente des Programms sind:
- Regelmäßigkeit (an jedem Schultag)
- Wiederholung (Dieselben Bewegungen werden über mehrere Wochen hinweg wiederholt)
- Dauer (mindestens 9 Monate, besser noch: 12 Monate).

19 Anmerkung der Übersetzerin: Fortbildungskurse und weitere Informationen auf www.inpp.de (Deutschland) und www.inpp.info (Österreich und Schweiz).

Erforderliche Zeit:
- 15 Minuten pro Tag

Erforderliche Räumlichkeiten und Ausstattung:
- Ein größerer Raum, z. B. ein Gymnastikraum oder Ähnliches
- Gymnastikmatten oder ein sauberes Handtuch, auf das die Kinder sich legen können
- Kinder brauchen keine Sportkleidung zu tragen, sollten aber Schuhe und Socken ausziehen.

Anforderungen an das Kollegium:
- Ein Mitglied des Kollegiums, das entweder an einem INPP-Einführungskurs teilgenommen hat oder das Manual durchgearbeitet hat.
- Wird das Programm bei Kindern unter 7 Jahren oder in einer Integrationsklasse mit Kindern unterschiedlicher Fähigkeiten eingesetzt, so könnte eine zusätzliche Person erforderlich sein, um Kinder mit größeren Schwierigkeiten zu unterstützen.

Kontraindikationen zum Einsatz des Programms:
- Bitte beachten Sie: Liegt bei einem Kind eine Erkrankung vor mit möglichen Beeinträchtigungen seiner körperlichen Koordination oder wird das Kind deswegen zurzeit ärztlich oder von einer Therapeutin oder einem Therapeuten behandelt, sprechen Sie mit diesen

ab, ob mögliche Kontraindikationen bezüglich der Teilnahme des Kindes am INPP-Bewegungsprogramm vorliegen.

4.1.1 Entwicklungsbezogene Bewegungen

Die Mehrzahl der Übungen wird auf dem Boden ausgeführt. Sie zielen ab auf die Entwicklung von von der Kopfposition unabhängigen Körperbewegungen, einer guten Ausrichtung des Kopfs zum Körper (die Grundlage für eine gute Körperhaltung) und der Fähigkeit, die rechte und linke Seite des Körpers sowie die obere und untere Hälfte des Körpers auf unterschiedliche Weise zu benutzen (die Grundlage für Koordination). Erst dann, wenn alle Kinder in der Gruppe die frühesten einfachen Bewegungen automatisiert ausführen können, geht die Gruppe einen Schritt weiter und wiederholt die Bewegungen in einer schwierigeren Position. Wird das Programm mit Kindern durchgeführt, die älter als 7 Jahre sind, so sollten alle Bewegungen *so langsam wie möglich* ausgeführt werden, sodass nach jedem Bewegungsabschnitt einer einzelnen Übung eine kurze Pause von einigen Sekunden gemacht werden kann.

4.1.2 Wie kann ein Bewegungsprogramm Schulleistungen und Verhalten verbessern?

Bewegung ist die erste Sprache eines Kindes. Durch Bewegungen beginnt es, die Welt zu entdecken und Kontrolle über seinen Körper zu erlangen. Eine optimale Bewegungsentwicklung zeichnet sich durch die Fähigkeit aus, absolut stillstehen oder -sitzen zu können. [1] Solange ein Kind noch nicht in der Lage ist, sein Gleichgewicht zu beherrschen und still zu sitzen oder zu stehen, verfügt es noch nicht über die physische Ausstattung, die notwendig ist, um in der Schule lernen zu können.

Die Bewegungsentwicklung im ersten Lebensjahr sollte einer chronologischen Sequenz folgen, die für jedes Kind unabhängig von seinem Geschlecht und seiner Kultur in etwa die gleiche ist. Bevor ein Kind z. B. die vollständige Kontrolle über den Rest seines Körpers gewinnen kann, muss es zunächst eine gute Kopfkontrolle erwerben. Die normale Entwicklung erfolgt in einer zephalokaudalen (Entwicklung vom Kopf zum Fuß) und proximodistalen (vom Zentrum nach außen) Abfolge. Innerhalb dieses Rahmens bilden sich dann auch unterschiedliche Facetten der Entwicklung heraus.

Die Entwicklung in der Bauchlage beginnt vor der Entwicklung in der Rückenlage (vorausgesetzt, das Kind wird im Wachzustand im ersten Lebensjahr auch tatsächlich auf den Bauch gelegt). Das Kind schreitet von Massenbewegungen, bei denen jede Beugung, Streckung oder Rotation des Kopfs von Reflexbewegungen der Gliedmaßen begleitet sind, voran zu willkürlich gesteuerten Bewegungen von Kopf und Gliedmaßen. Es entwickelt die Fähigkeit, eine Körperseite zur Körpermitte zu bringen und schließlich die Körpermitte zu überkreuzen. Dies ist Voraussetzung dafür, dass sich fließende Kreuzmusterbewegungen entwickeln können. Das Kind muss auch lernen, seinen Kopf nach hinten und nach vorne zu bewegen, ohne dadurch eine unwillkürliche Beugung oder Streckung anderer Muskelgruppen als Folge der Kopfbewegung auszulösen. Die Steuerung der Balance zwischen Beuge- und Strecktonus der Muskulatur beginnt vom Kopf aus und wandert dann allmählich hinunter zum Rumpf sowie wiederum von den Füßen herauf zum Rumpf. Die Fähigkeit zur Rumpfrotation sollte sich dann zwischen dem 4. bis 8. Lebensmonat entwickeln, um dem Kind das Drehen und Rollen zu ermöglichen. Idealerweise sollte ein Kind alle diese Stadien vollständig durchlaufen haben, bevor es dann bereit ist, zunächst auf dem Bauch zu kriechen und einige Wochen später dann auf Händen und Knien zu krabbeln.

Das entwicklungsbezogene Bewegungsprogramm besteht aus natürlichen Bewegungen in einer entwicklungsgemäßen Abfolge, welche die Koordination zu einer integrierten Funktion machen und eben nicht lediglich zu einer antrainierten Fertigkeit. (Fertigkeiten, die von fortgesetzter Übung abhängig sind, fehlt häufig die Flexibilität, sich an neue Bedingungen und Situationen schnell anzupassen.)

4.1.3 Hinweise zum Einsatz des Übungsprogramms

Die Übungen sollten in der Schule über einen Zeitraum von mindestens 9 bis 12 Monaten (ein Schuljahr) täglich durchgeführt werden.

Die Übungen sollten von einem Mitglied des Schul-/Kindergartenkollegiums, das das Manual gelesen und an einem autorisierten INPP-Einführungskurs teilgenommen hat, beaufsichtigt werden.

Das Programm beginnt immer mit der Übung „Windmühle". Diese ist die einzige Übung, die während des gesamten Programms ausgeführt wird.

So weit wie möglich sollte jede Übung, die in Bauchlage durchgeführt wird, mit einer Übung in Rückenlage kombiniert werden. Die maximale Anzahl an Übungen, die zusätzlich zur „Windmühle" auf dem Boden ausgeführt werden, beträgt vier: zwei auf dem Bauch und zwei auf dem Rücken.

Die Übungen auf dem Boden sollten so *langsam wie möglich* ausgeführt werden. Dies gilt für Kinder ab 7 Jahren.

Jüngere Kinder dürfen die Übungen schneller ausführen. Dabei wird aber die Anzahl der Wiederholungen gesteigert. Um sie dennoch darin zu unterstützen, die Übungen langsamer auszuführen, wird empfohlen, eine Geschichte dazu zu erzählen. Die Kinder „stellen" dann die Figuren in den Geschichten dar, indem sie die Bewegungen der Figuren simulieren.[20]

Die Übungen auf dem Boden sind so konzipiert worden, dass sie in Blöcken von zwei bis vier Übungen in einem Zeitraum von mindestens 6 Wochen pro Block durchgeführt werden.

Erst wenn ein Übungsblock 6 Wochen lang geübt wurde und dann auch gemeistert wird, sollte die Gruppe mit einem neuen Übungsblock beginnen. Dies kann so vonstattengehen, dass

- mit vier neuen Übungen weitergemacht wird oder
- nur die ersten beiden der vorherigen vier Übungen weggelassen und lediglich zwei neue Übungen hinzugenommen werden.

Der genaue Zeitaufwand für jeden Übungsblock sollte auf die jeweilige Gruppe zugeschnitten werden. Wenn erforderlich können auch mehr als 6 Wochen für die Anfangsübungen angesetzt werden.

Die Gruppe sollte im Programm *nicht* vorangehen, wenn die vorherigen Übungen nicht ausreichend geübt und beherrscht wurden.

Lehrkräfte sollten *nicht* versuchen, spezielle Übungen für einzelne Schüler und Schülerinnen auszuwählen. Es ist erwünscht, dass das Programm in der entwicklungsgemäßen Abfolge wie im Manual beschrieben befolgt wird.

Tabelle 4-1 dient *lediglich* als *Richtschnur* für den zeitlichen Ablauf des Programms.

Die Zeitspanne für jeden Übungsblock kann an die Bedürfnisse der Gruppe angepasst werden.

4.1.4 Richtlinien zur zeitlichen Planung

Zu beachten ist:

- Planen und organisieren Sie eine tägliche 15-minütige Übungszeit.
- Tabelle 4-1 stellt ein typisches Zeitraster dar (gilt *nur als Richtschnur*), wie sich die Übungsblöcke auf ein (Schul-)Jahr verteilen könnten.
- Der erste Test wird mit dem altersgemäßen INPP Screening-Test durchgeführt; der zweite Test (nach Beendigung des Programms) ebenfalls.
- Bilaterale Integrationsübungen können sich, falls erforderlich, im darauffolgenden Schuljahr anschließen.

---

20 Anmerkung der Übersetzerin: Hier verweist Frau Goddard auf die zum Bewegungsprogramm passenden Geschichten *Early Morning at the Pond* und *A Day in the Garden*, die allerdings nur in England in separaten Publikationen erhältlich sind. [2], [3]

Tabelle 4-1: Richtschnur für den zeitlichen Ablauf des Übungsprogramms

Zeitraum	Übung
1.–4. Woche	Windmühle, Raupe, Seeanemone
4.–8. Woche	Windmühle, Seeanemone, Raupe, neugierige Raupe
8.–14. Woche	Windmühle, neugierige Raupe, Fallschirm, Tintenfisch 1
14.–20. Woche	Windmühle, aufgeregte Raupe, Fallschirm, Tintenfisch1, Tintenfisch 2
20.–26. Woche	Windmühle, Fallschirm, Kopfheber, Fisch 1, Tintenfisch 2
26.–32. Woche	Windmühle, Fisch 2, Eidechse, Scharnier
32.–38. Woche	Windmühle, Eidechse, Klammer, Hand zu Fuß, Hand zu Knie
38.–42. Woche	Windmühle, Unterkörperdrehung, Oberkörperdrehung
42.–46. Woche	Windmühle, kombinierte vollständige Körperdrehung, Kaulquappe, Wipp-Frosch
46.–50. Woche	Windmühle, Wipp-Frosch, (Alligator), Kriechen im Kreuzmuster, Katze
50.–54. Woche	Windmühle, (Katze), 3-Punkt-Krabbeln
54.–58. Woche	Windmühle, Krabbeln im Kreuzmuster
58.–70. Woche	(zusätzliche Übungen zur bilateralen Integration, falls erforderlich)

4.2 Das entwicklungsbezogene Bewegungsprogramm

4.2.1 Einführung

Die in Tabelle 4-1 gelisteten Übungen werden in den folgenden Abschnitten genauer beschrieben. Übungen in Rückenlage sollen von jeweils genauso vielen Übungen in Bauchlage kombiniert werden.

Beginnen Sie jede Session mit einer allgemeinen „Aufwärm-Übung“: Die Kinder laufen zunächst auf der Stelle und bewegen dabei Arme und Beine. Danach laufen sie im Raum umher, bis sie „aufgewärmt“ sind. Variieren Sie diese „Aufwärm-Übung“ jeweils nach einigen Tagen.

4.2.2 Windmühlen [4]

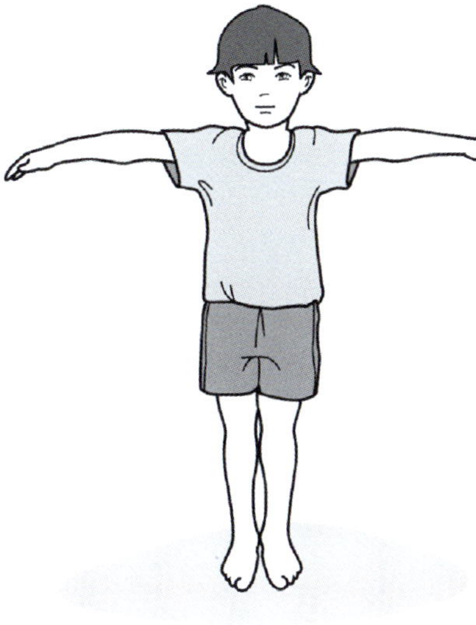

Abbildung 4-1

Anweisung für die Übung:

- Deine Arme sind auf Schulterhöhe zu beiden Seiten ausgestreckt (Abbildung 4-1).
- Drehe dich langsam einmal ganz um dich selbst, bis du wieder deinen Ausgangspunkt erreicht hast.
- Stelle deine Füße nebeneinander, senke deine Arme, schließe deine Augen und stehe 10 Sekunden ganz still.
- Öffne nun wieder die Augen, strecke deine Arme zur Seite und drehe dich in die andere Richtung einmal ganz herum.
- Stelle deine Füße nebeneinander, senke deine Arme, schließe deine Augen und stehe wieder 10 Sekunden ganz still.

Wenn sich das Gleichgewicht verbessert hat, können Anzahl und Geschwindigkeit der Umdrehungen gesteigert werden, bevor das Kind mit geschlossenen Augen stillsteht.

Es sollte genau dieselbe Anzahl von Umdrehungen in beide Richtungen ausgeführt werden. Die 10-Sekunden-Pause mit geschlossenen Augen sollte unbedingt eingehalten werden, bevor die Drehrichtung verändert wird. Damit wird dem Gleichgewichtsapparat die Möglichkeit gegeben, sich zu stabilisieren und das Kind lernt, unabhängig vom visuellen Input zu beurteilen, wo im Raum es sich befindet.

Arbeitet man mit Kindern, die jünger als 6,5 Jahre sind, können Geschwindigkeit und Anzahl der Drehungen erhöht werden, jedoch sollte das Programm immer mit nur einer Umdrehung beginnen.

Falls jedoch jüngere Kinder es schwierig finden, nach nur einer Rotation das Gleichgewicht zu halten, kann es erforderlich sein, noch langsamer vorzugehen. So könnte man mit einer Vierteldrehung beginnen. Die weitere Vorgehensweise entspricht dann genau der oben beschriebenen Abfolge: *„Stopp, stelle deine Füße nebeneinander, senke deine Arme, schließe deine Augen und stehe 10 Sekunden ganz still. Öffne nun wieder die Augen, strecke deine Arme zur Seite und drehe dich in die Ausgangsposition zurück. Stopp, Füße zusammen, schließe die Augen, senke die Arme und stehe wieder 10 Sekunden still.“*

Wird die Vierteldrehung in jede Richtung toleriert (gewöhnlich nach 2 Wochen), kann die Drehung auf eine halbe Drehung in beide Richtungen gesteigert werden (weitere 2 Wochen), dann auf eine Dreivierteldrehung, bis alle Kinder eine vollständige Drehung in jede Richtung und das nachfolgende Stillstehen ohne Gleichgewichtsverlust bewältigen können.

4.2.3 Die Raupe

Anweisung für die Übung:

- Lege dich auf den Bauch. deine Beine sind nach hinten gestreckt, deine Arme liegen angewinkelt dicht an deinem Oberkörper (Abbildung 4-2). Deine Handflächen liegen flach auf dem Boden, deine Daumen sind abgespreizt (Abbildung 4-3). Dein Kopf berührt mit dem oberen Teil der Stirn den Boden, damit du frei durch die Nase atmen kannst.
- Hebe nun langsam deinen Kopf, bis er eine Linie mit deinem Rücken bildet. (Abbildung 4-4). (Dies ist eine Entfernung vom Boden von nur wenigen Zentimetern.) *Gelegentlich ist es hilfreich, wenn die Lehrkraft eine Hand auf den Nacken des Kindes legt, um ihm ein „Gefühl" für die richtige Ausrichtung des Kopfs zum Körper zu geben. Der Kopf sollte möglichst nicht überstreckt oder über die Wirbelsäulenlinie angehoben werden.*
- Halte den Kopf 3–5 Sekunden in dieser Position.
- Nun senke den Kopf langsam wieder in die Ausgangsposition auf dem Boden (Abbildung 4-5). 3–5 Sekunden Pause

Wiederhole diese Abfolge bis zu 6-mal.

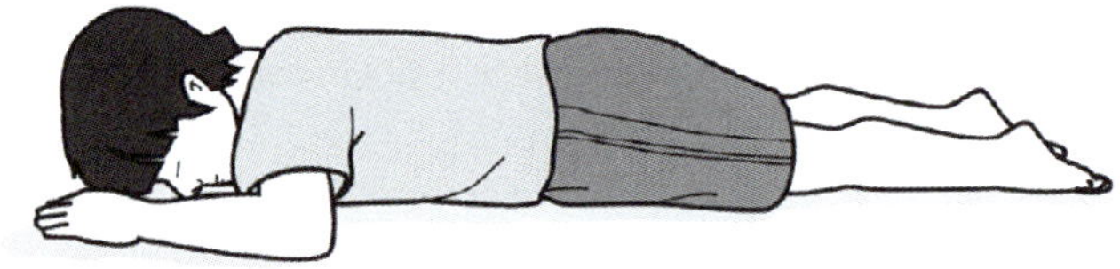

Abbildung 4-2

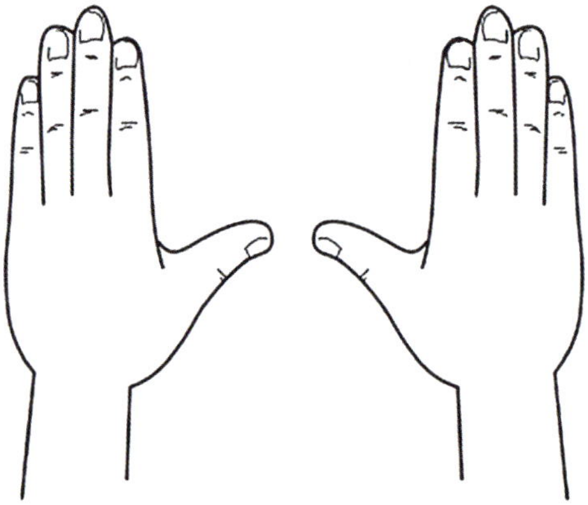

Abbildung 4-3

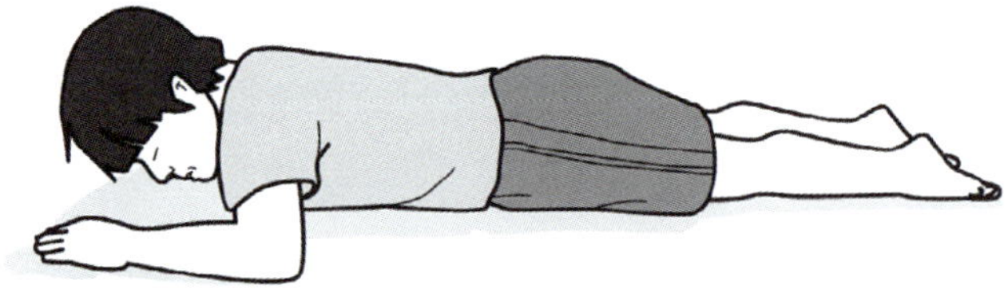

Abbildung 4-4

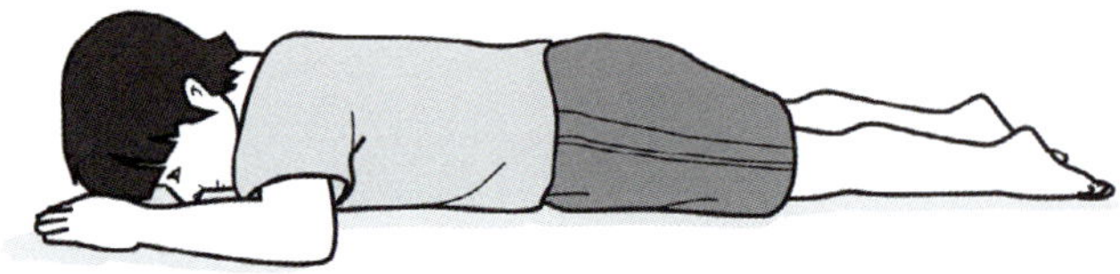

Abbildung 4-5

4.2.4 Die neugierige Raupe

Anweisung für die Übung:

- Ausgangsposition wie bei der Raupe (Abbildung 4-6).
- Hebe den Kopf, bis er eine Linie mit deinem Rücken bildet. Dann drücke, auf deine Unterarme gestützt, deinen Oberkörper so weit hoch, wie es dir möglich ist und achte darauf, dass dein Kopf weiterhin eine Linie mit dem Rücken bildet.
- Deine Handflächen bleiben mit abgespreiztem Daumen flach auf dem Boden liegen (Abbildung 4-7).
- Halte diese Position 3 bis 5 Sekunden lang. (Die Kinder dürfen laut zählen.)
- Senke deinen Oberkörper nun wieder auf den Boden und achte darauf, dass Oberkörper und Kopf sich bewegen, als seien sie aus einem Stück.
- Wenn du mit der Brust aufliegst, senke wie in der vorherigen Übung deinen Kopf auf die Stirn (Abbildung 4-8). 3 bis 5 Sekunden Pause.

Wiederhole diese Abfolge bis zu 6-mal.

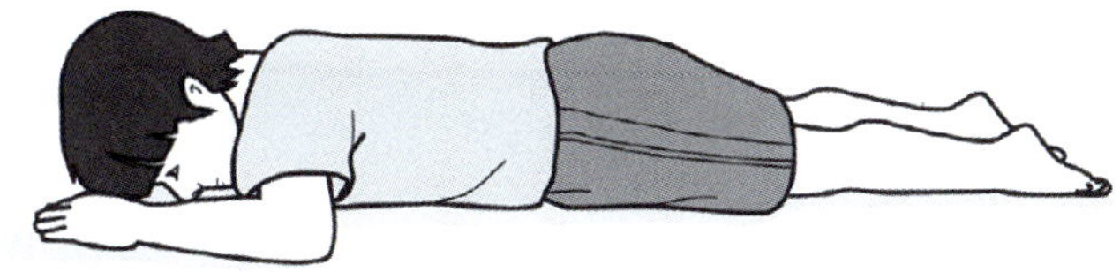

Abbildung 4-6

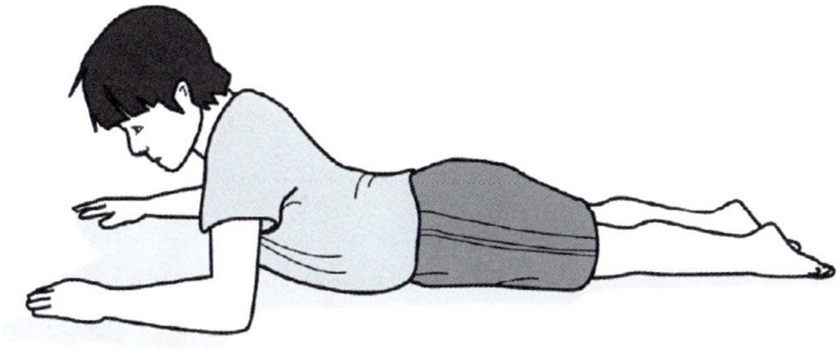

Abbildung 4-7

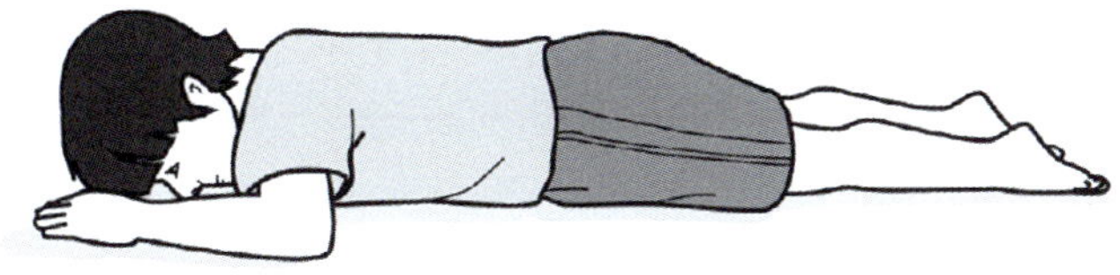

Abbildung 4-8

4.2.5 Die Seeanemone

Anweisung für die Übung:

- Lege dich zusammengerollt mit überkreuzten Armen auf den Rücken, deine Hände liegen jeweils auf der gegenüberliegenden Schulter. Auch die Beine sind an den Knöcheln überkreuzt, dein Kopf ist angehoben (Abbildung 4-9).

Möglicherweise braucht das Kind zunächst Unterstützung für die Kopfhaltung.) Bitte beachten Sie: Arm und Bein derselben Körperseite sollten jeweils oben liegen.

- Schließe die Augen.
- Stell dir nun vor, du seiest eine Blüte, die sich wie in Zeitlupe langsam öffnet. Dabei bewegst du langsam Arme und Beine nach außen und oben, aber lasse sie leicht angewinkelt und nicht auf den Boden sinken. Gleichzeitig bewegst du deinen Kopf nach hinten, bis er auf dem Boden ruht (Abbildung 4-10).
- Bleibe 3 bis 5 Sekunden in dieser Haltung und rolle dich dann langsam in die Ausgangsposition zurück, indem du deinen Kopf wieder anhebst und gleichzeitig Arme und Beine wieder kreuzt (Abbildung 4-11).

Wiederhole diese Übung.

Sobald die Gruppe die Kopfkontrolle und die Bewegungen von Armen und Beinen beherrscht, fordern Sie die Kinder auf, jedes Mal, wenn sie sich in die geschlossene Position einrollen, die Position der Arme und Beine zu wechseln. Wenn also zum ersten Mal der rechte Arm und das rechte Bein oben liegen, so sollen anschließend der linke Arm und das linke Bein oben liegen.

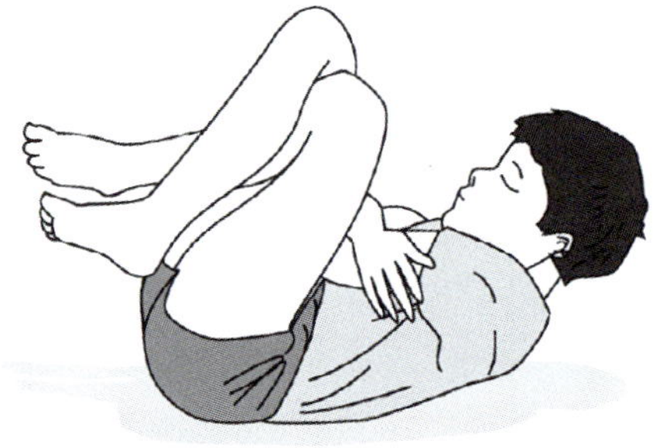

Abbildung 4-9

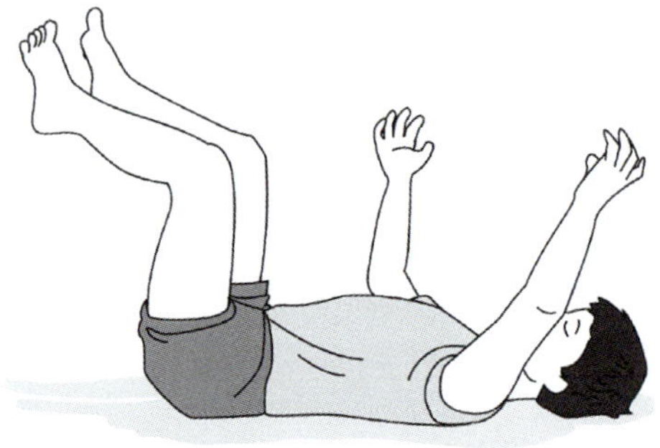

Abbildung 4-10

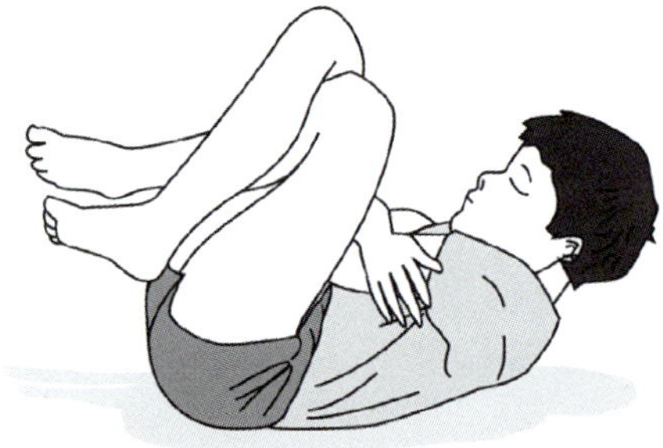

Abbildung 4-11

4.2.6 Der Tintenfisch (Teil 1)

Anweisung für die Übung:

- Lege dich mit ausgestreckten Armen und Beinen auf den Rücken. Deine Handflächen liegen flach auf dem Boden (Abbildung 4-12).
- Spreize nun langsam deine Finger und Zehen so weit wie möglich auseinander (Abbildung 4-13). Halte diese Position 3 bis 5 Sekunden lang.
- Entspanne Finger und Zehen wieder. Wiederhole diesen Vorgang 6-mal.
- Rolle nun gleichzeitig Finger und Zehen ein, wobei die Daumen über den Fingern liegen.
- Halte diese Position wieder drei bis fünf Sekunden lang (Abbildung 4-14).

Wiederhole das Einrollen der Finger und Zehen mit anschließender Entspannung 6-mal.

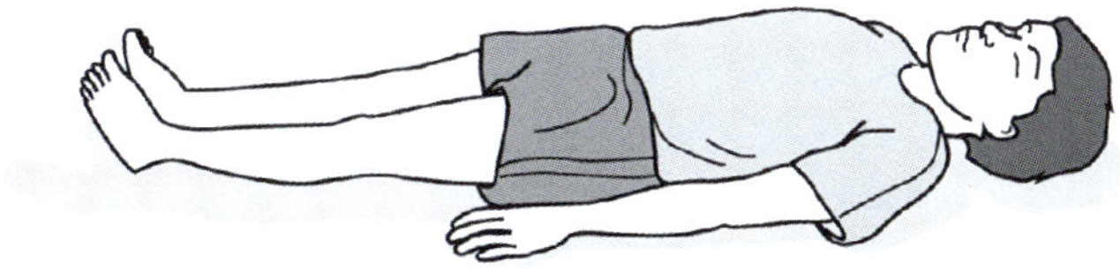

Abbildung 4-12

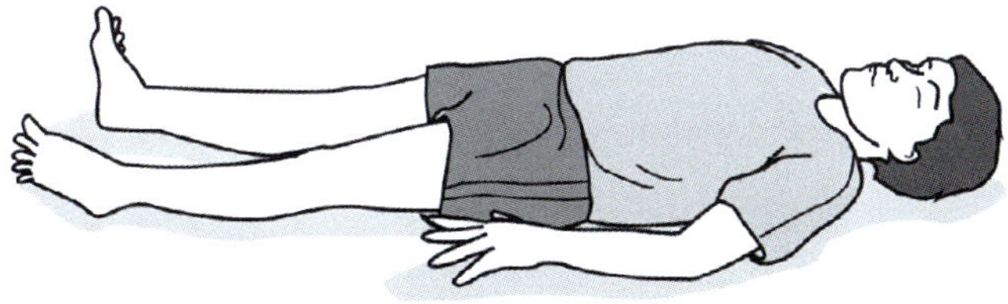

Abbildung 4-13

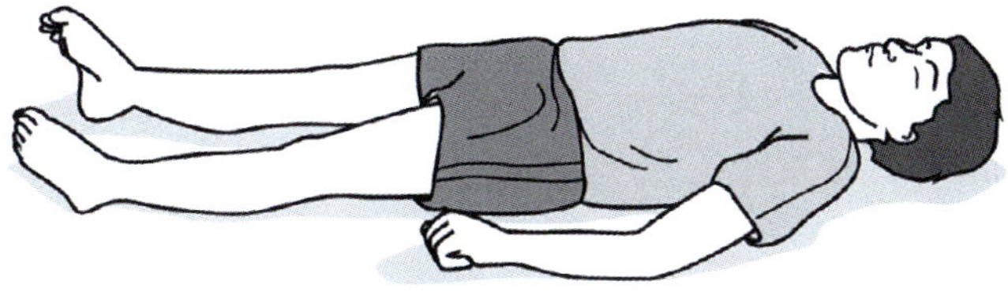

Abbildung 4-14

4.2.7 Die aufgeregte Raupe

Anweisung für die Übung:

- Ausgangsposition wie bei der Raupe (Abbildung 4-15).
- Beuge langsam ein Bein bis zum Winkel von 90 Grad an. Dabei sind deine Füße bis zum großen Zeh gestreckt. Halte diese Position 3 Sekunden lang (Abbildung 4-16).
- Bewege das Bein wieder langsam zum Boden und hebe dann das andere Bein an. 3 Sekunden Pause.
- Fahre in diesem Bewegungsablauf fort, aber achte darauf, dass immer ein Bein auf dem Boden liegt, während das andere in der Luft ist.
- Steigere und variiere die Geschwindigkeit der Bewegungen.
- Nun lass ein Bein angewinkelt und hebe dann auch das andere Bein hoch, sodass beide Beine angewinkelt sind. Senke nun so langsam wie möglich beide Beine auf den Boden, bis deine Füße den Boden berühren.
- Wenn es dir nicht mehr schwerfällt, diese abwechselnden Beinbewegungen auszuführen, drücke dich mit den Unterarmen in die Ausgangsposition der „neugierigen Raupe" hoch und führe die Beinbewegungen in dieser erhobenen Position aus (Abbildung 4-17 und Abbildung 4-18).

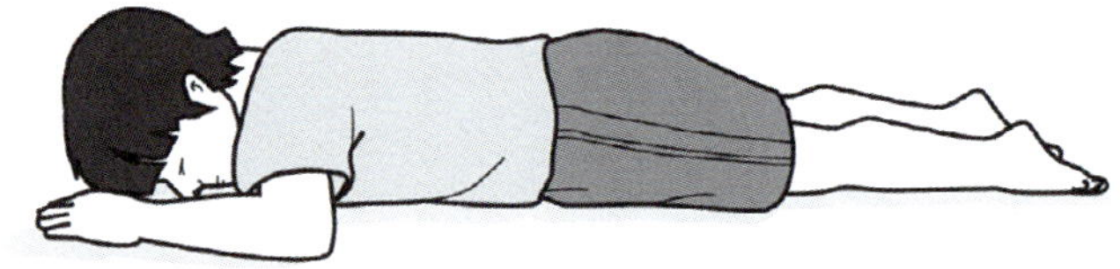

Abbildung 4-15

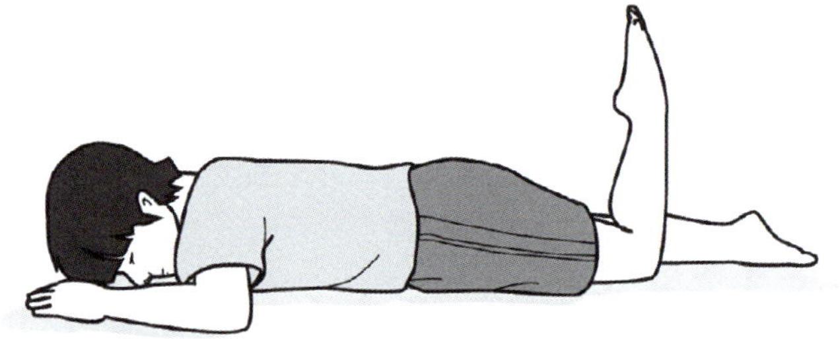

Abbildung 4-16

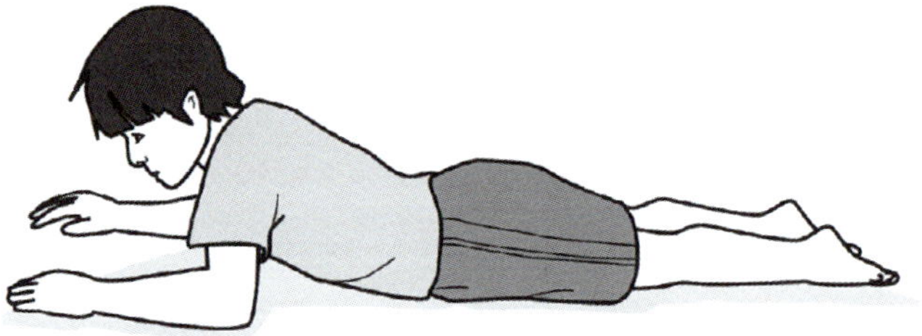

Abbildung 4-17

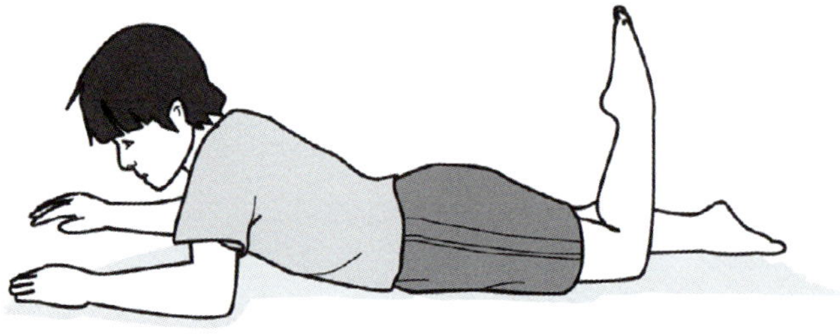

Abbildung 4-18

4.2.8 Der Fallschirm

Anweisung für die Übung:

- Lege dich auf den Bauch. Deine Beine sind gerade ausgestreckt, deine Arme an beiden Körperseiten angewinkelt. Die Arme sollten einen etwas größeren Abstand zum Oberkörper haben als bei der Raupe, nämlich etwa 13 cm auf beiden Seiten (Abbildung 4-19).
- Hebe den Kopf, Brust und Arme und gleichzeitig auch die gestreckten Beine etwa 10–15 cm vom Boden hoch.
- Halte diese Position bis zu 5 Sekunden (Abbildung 4-20).

Es wird empfohlen, die Gruppe aufzufordern, in der erhobenen Position laut bis fünf zu zählen, um sicher zu stellen, dass die Kinder in dieser Position nicht die Luft anhalten.

- Kehre langsam in die Ausgangsposition zurück und ruhe dich 5 Sekunden aus (Abbildung 4-21).

Wiederhole die Bewegung bis zu 6-mal.

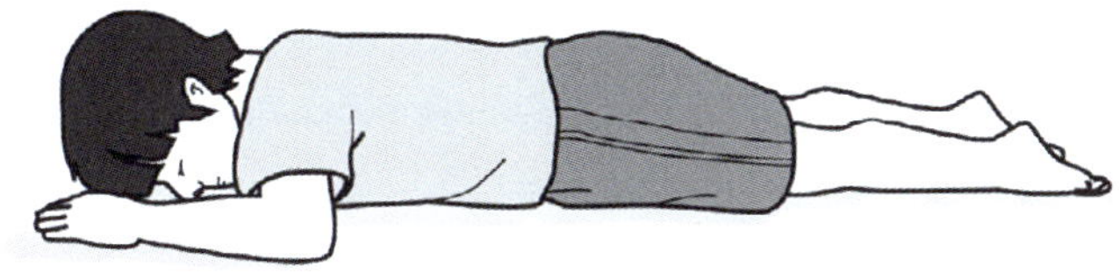

Abbildung 4-19

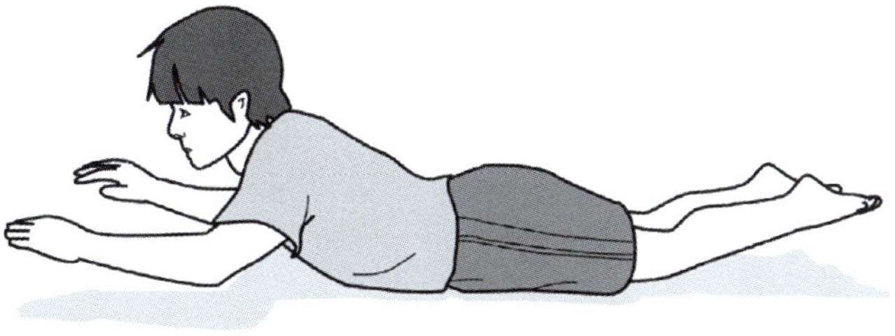

Abbildung 4-20

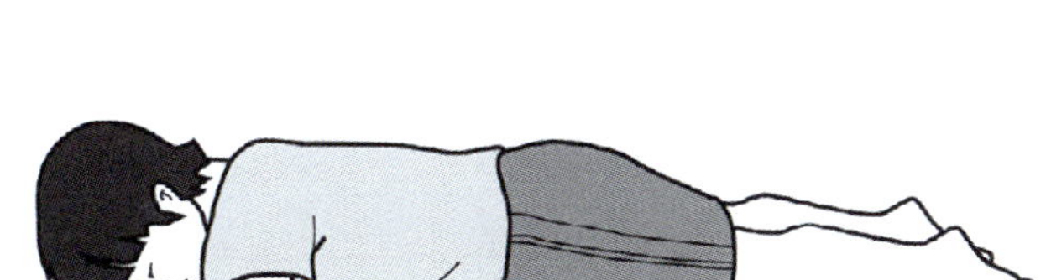

Abbildung 4-21

4.2.9 Der Tintenfisch (Teil 2)

Anweisung für die Übung:

- Lege dich auf den Rücken, beuge die Knie und setze die Füße flach auf den Boden. Deine Arme liegen ausgestreckt neben deinem Körper, deine Handflächen liegen auf dem Boden, deine Augen sind geöffnet.
- Beuge nun langsam den rechten Arm, bis der Unterarm und die Handfläche nach oben zeigen (im Folgenden mittlere Position genannt) 3 Sekunden Pause
- Nun bewege den Arm über den Kopf hinweg so weit wie möglich gestreckt nach hinten, bis er eine Linie mit deinem Körper bildet. Auch deine Finger sind gestreckt (Abbildung 4-22).
  3 Sekunden Pause.
- Beuge nun den Arm so weit an, bis er erneut die mittlere Position erreicht hat.
  3 Sekunden Pause.
- Jetzt legst du den Unterarm ganz nach unten, sodass der ganze Arm gestreckt neben deinem Körper liegt, wobei die Handflächen nach unten zeigen.
  3 Sekunden Pause.
- Dieser Ablauf wird mit dem linken Arm wiederholt (Abbildung 4-23).

Die Bewegungsfolge wird dreimal abwechselnd auf beiden Seiten wiederholt. Nach 1 Woche wird die Übung mit geschlossenen Augen durchgeführt.

Nach etwa 4 Wochen, oder wenn alle Kinder der Gruppe die Bewegungen einer Seite zurzeit bewältigen können, bekommen sie **folgende Anweisungen:**

- Beuge den Arm bis zur mittleren Position.
  Pause.
- Strecke den Arm über den Kopf hinweg nach hinten.
  Pause.
- Beuge den Arm zurück zur mittleren Position und beuge *gleichzeitig* den anderen Arm in die mittlere Position an. (Beide Arme sollten neben dem Körper angewinkelt sei und die Handflächen dabei nach oben weisen.)
  Pause.
- Bewege den ersten Arm in die Ausgangsposition zurück und strecke *gleichzeitig* den zweiten Arm über den Kopf hinweg nach hinten.
  Pause.
- Bewege den gestreckten Arm zurück in die mittlere Position und beuge *gleichzeitig* den anderen Arm in die mittlere Position an. (Beide Arme sollten neben dem Körper angewinkelt sei und die Handflächen dabei nach oben weisen.)
  Pause.

Wiederhole die Abfolge bis zu 20-mal in Zeitlupe.

Wenn alle Kinder diese Abfolge mit geöffneten Augen durchführen können, wird die Übung mit geschlossenen Augen ausgeführt.

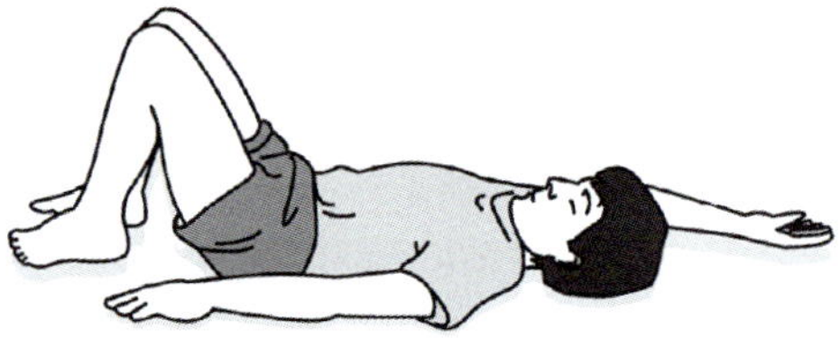

Abbildung 4-22

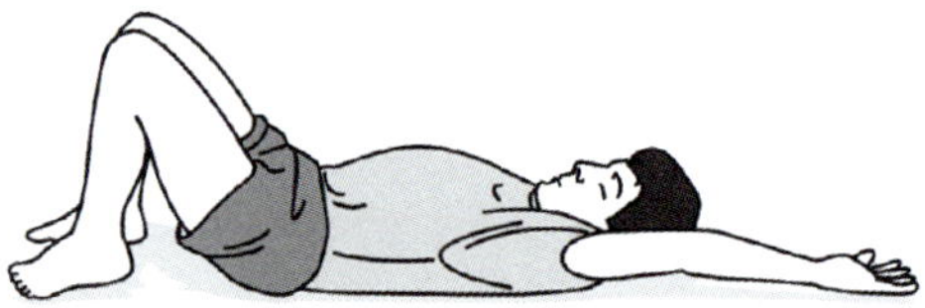

Abbildung 4-23

4.2.10 Der Kopfheber

Anweisung für die Übung:

- Lege dich auf den Rücken. Deine Beine sind angewinkelt, die Fußsohlen berühren den Boden.
- Deine Arme können entweder neben deinem Körper liegen oder sind vor der Brust gekreuzt.
- Hebe nun langsam deinen Kopf, als wolltest du zwischen deine Knie schauen (Abbildung 4-24).
  Bleibe 3 Sekunden lang in dieser Haltung.
- Senke nun wieder langsam den Kopf auf den Boden.
  3 Sekunden Pause.

Wiederhole diese Übung mehrere Male.

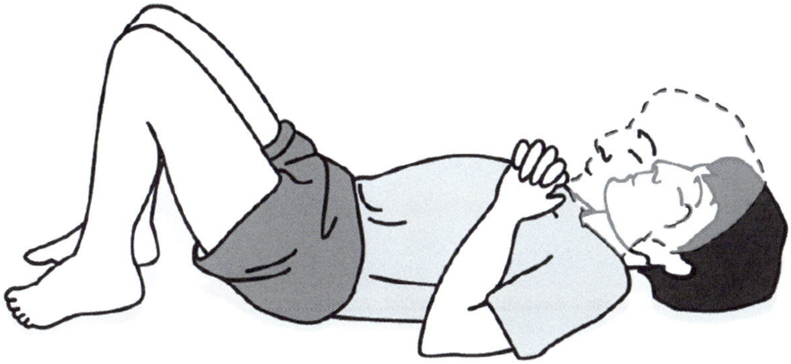

Abbildung 4-24

4.2.11 Der Fisch 1

Anweisung für die Übung:

- Lege dich auf den Bauch und nimm die Position der Raupe ein. Deine Stirn ruht auf dem Boden (Abbildung 4-25).
- Verlagere das Gewicht deines Körpers auf eine Seite. Dabei hebt sich eine Hüfte an. Lasse zu, dass sich dabei das Knie auf der angehobenen Körperseite anbeugt (Abbildung 4-26).
- Achte darauf, dass dein anderes Bein gerade und dein Kopf in Mittelstellung bleiben.
  3 Sekunden Pause.
- Kehre in die Ausgangsposition zurück (Abbildung 4-27).
  3 Sekunden Pause
- Führe diese Bewegung auch auf deiner anderen Körperseite aus.
  3 Sekunden Pause
- Wiederhole diesen Ablauf einige Male und achte ganz genau darauf, dass immer nur eine Seite deines Unterkörpers angewinkelt ist.

Einige Kinder können vielleicht die Bewegung nur auf einer Seite ausführen und brauchen dann Unterstützung für die andere Seite).

Der Fisch 2

Wenn dir diese Übung keine Schwierigkeiten mehr bereitet, nimm die Ausgangsposition der „Neugierigen Raupe“ ein. Nun wiederhole die „Fisch“-Bewegungen und achte darauf, dass sich dein Oberkörper nicht mitbewegt und immer ein Knie zurzeit angewinkelt ist (Abbildung 4-28).

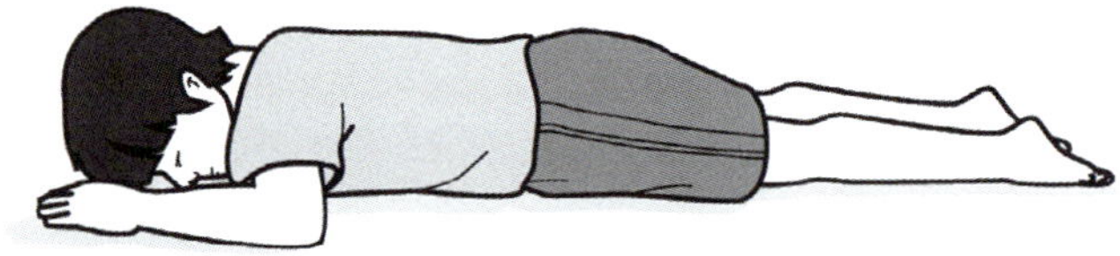

Abbildung 4-25

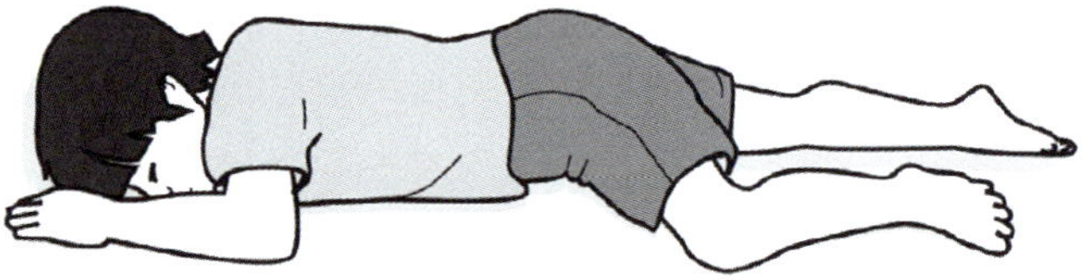

Abbildung 4-26

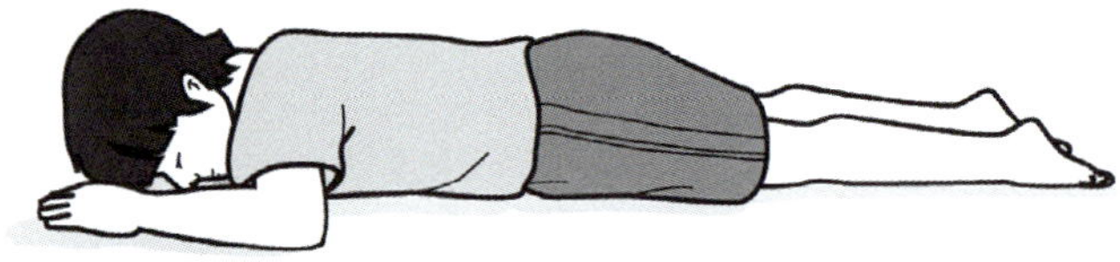

Abbildung 4-27

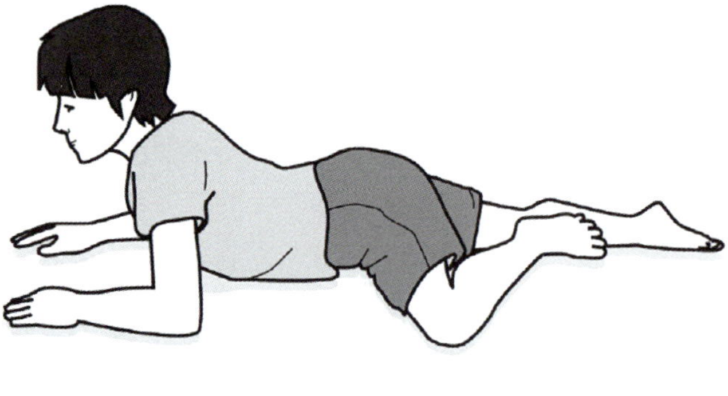

Abbildung 4-28

4.2.12 Die Eidechse

Anweisung für die Übung:

- Lege dich auf den Bauch und nimm die Position der Raupe ein; deinen Kopf hältst du in Verlängerung der Wirbelsäule (Abbildung 4-29).
- Drehe nun langsam den Kopf nach rechts. Gleichzeitig ziehst du den Ellenbogen auf derselben Seite etwas an den Oberkörper in Richtung Taille heran und winkelst das rechte Knie an (Abbildung 4-30).
  3 Sekunden Pause.
- Kehre in die Ausgangsposition zurück (Abbildung 4-31).
- Wiederhole dieselbe Bewegung zur linken Seite: Drehe den Kopf nach links, führe den Ellenbogen näher an den Oberkörper Richtung Taille heran und winkle das linke Knie an (Abbildung 4-32).
  3 Sekunden Pause.
- Kehre in die Ausgangsposition zurück (Abbildung 4-33).

Wiederhole die Abfolge mehrere Male.

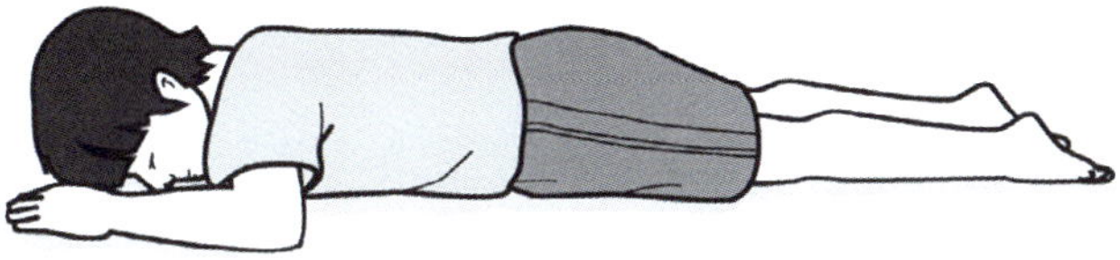

Abbildung 4-29

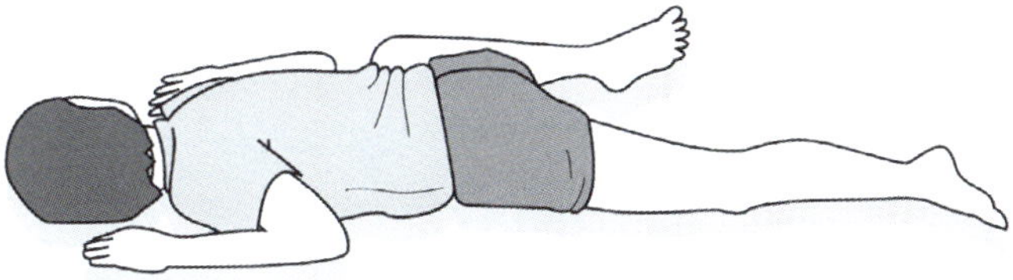

Abbildung 4-30

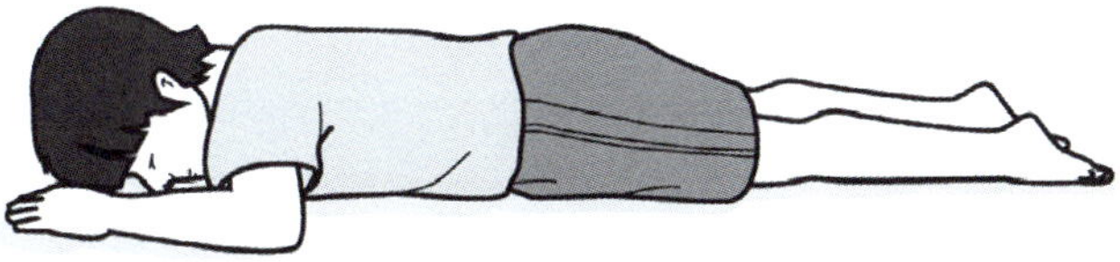

Abbildung 4-31

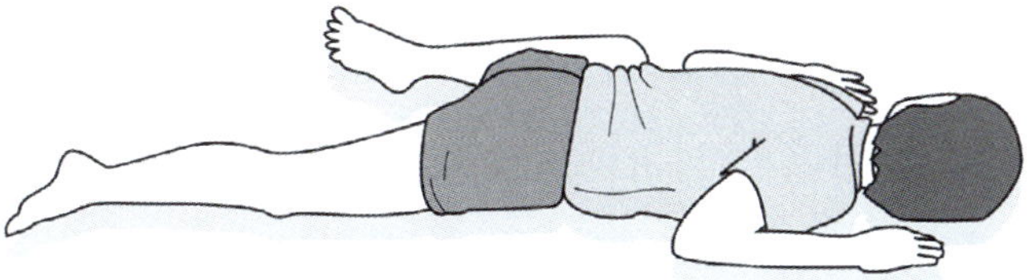

Abbildung 4-32

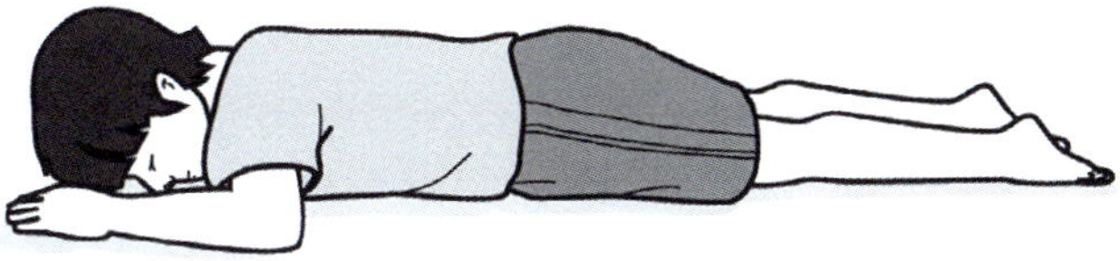

Abbildung 4-33

4.2.13 Hand zum Fuß

Anweisung für die Übung:

- Lege dich mit ausgestreckten Armen und Beinen auf den Rücken (Abbildung 4-34).
- Hebe deinen Kopf an, beuge gleichzeitig das rechte Knie und berühre mit der rechten Hand die Außenseite deines rechten Fußes (Abbildung 4-35).
- Kehre zur Ausgangsposition zurück.
- Hebe wieder den Kopf an, beuge das linke Knie und berühre mit der linken Hand die Außenseite deines linken Fußes.
- Wiederhole diese Abfolge immer abwechselnd von einer zur anderen Seite (Abbildung 4-36).
- Wenn du dies ohne Schwierigkeiten ausführen kannst, berühre mit der rechten Hand die Innenseite deines linken Fußes und umgekehrt (Abbildung 4-37 und Abbildung 4-38).

Wiederhole die Bewegungsabfolge bis zu 6-mal.

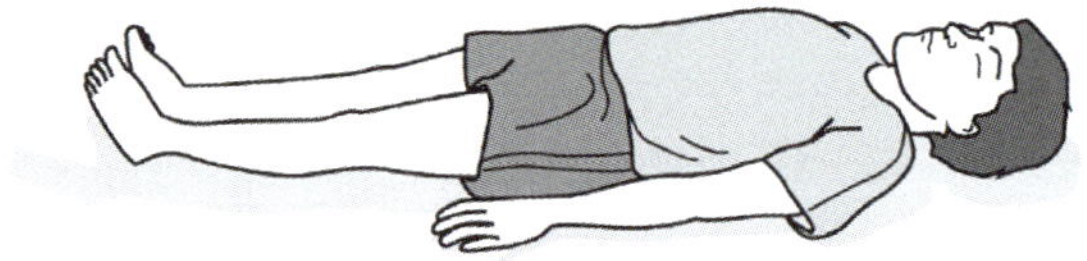

Abbildung 4-34

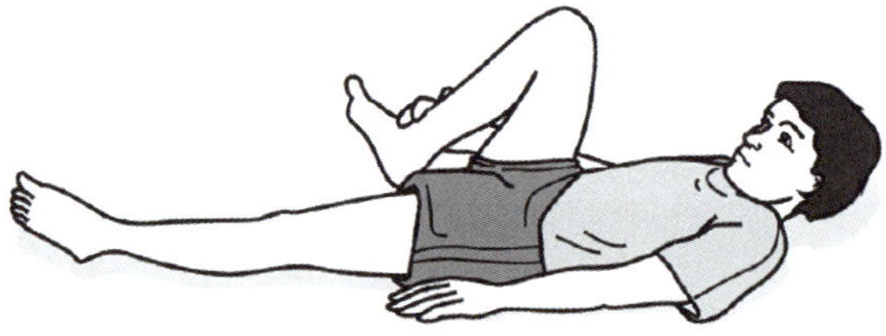

Abbildung 4-35

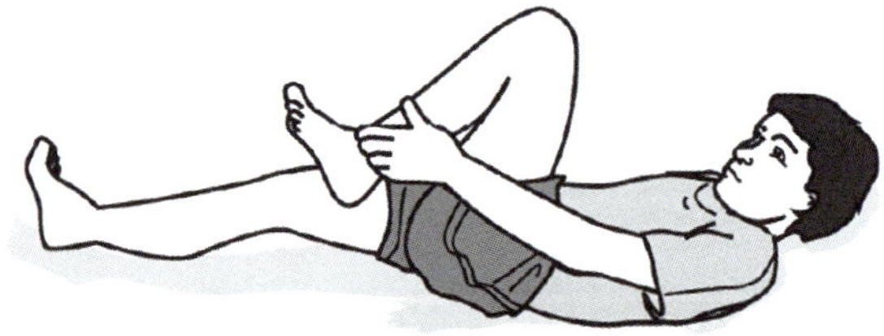

Abbildung 4-36

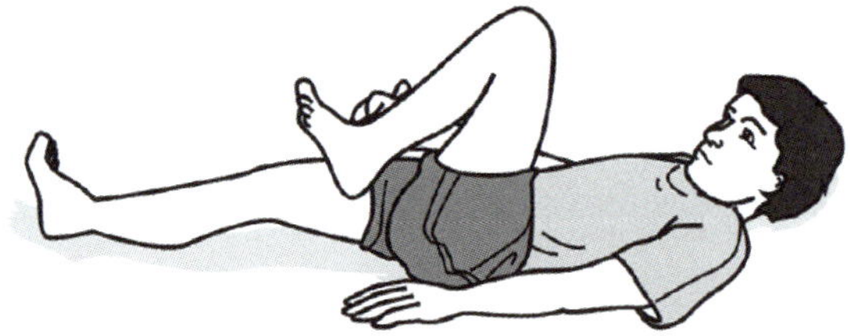

Abbildung 4-37

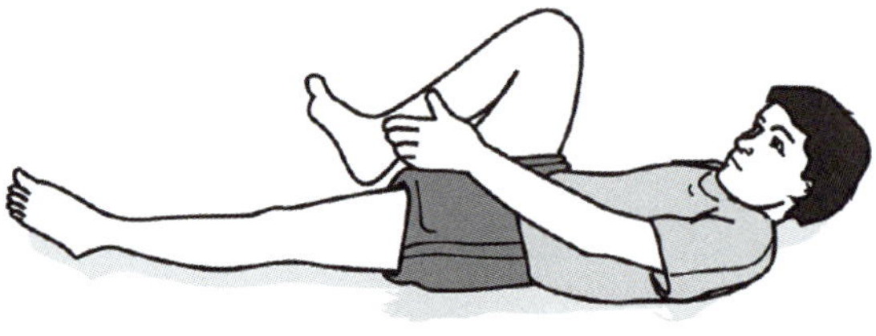

Abbildung 4-38

4.2.14 Hand zum Knie

Anweisung für die Übung:

- Lege dich mit ausgestreckten Armen und Beinen auf den Rücken (Abbildung 4-39).
- Hebe deinen Kopf an, beuge gleichzeitig das rechte Knie und berühre es mit der rechten Hand (Abbildung 4-40).
- Kehre zur Ausgangsposition zurück.
- Wiederhole die Bewegung mit dem linken Knie und der linken Hand (Abbildung 4-41).
- Wiederhole diesen Ablauf bis zu 6-mal.
- Wenn du dies ohne Schwierigkeiten ausführen kannst, berührst du mit der *rechten* Hand das *linke* Knie und umgekehrt (Abbildung 4-42).

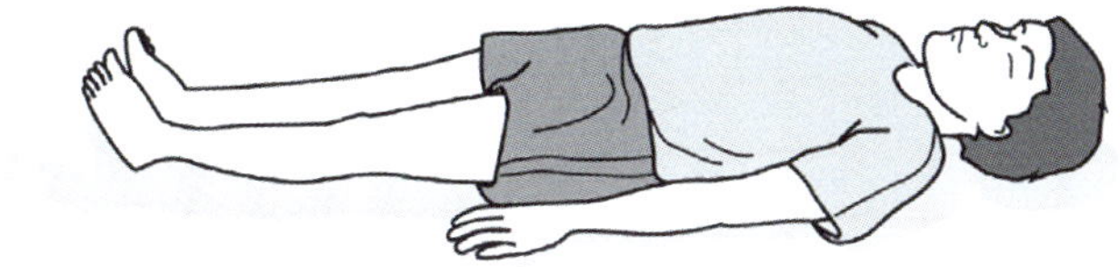

Abbildung 4-39

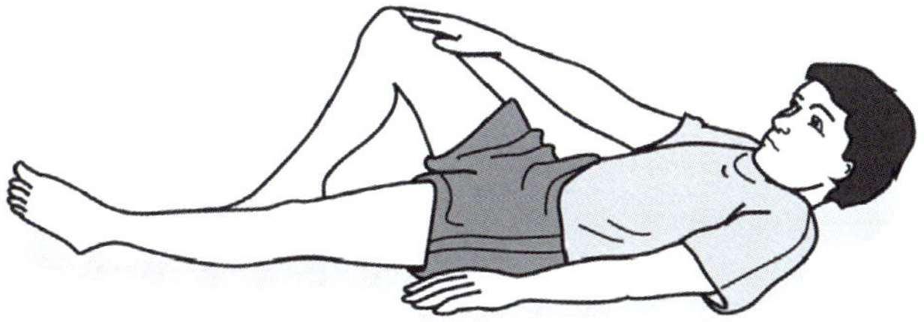

Abbildung 4-40

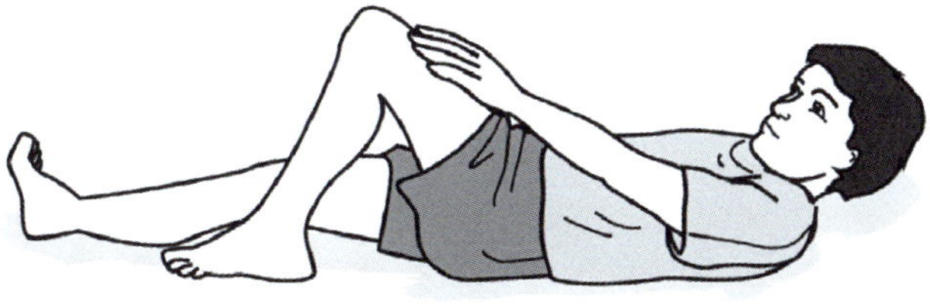

Abbildung 4-41

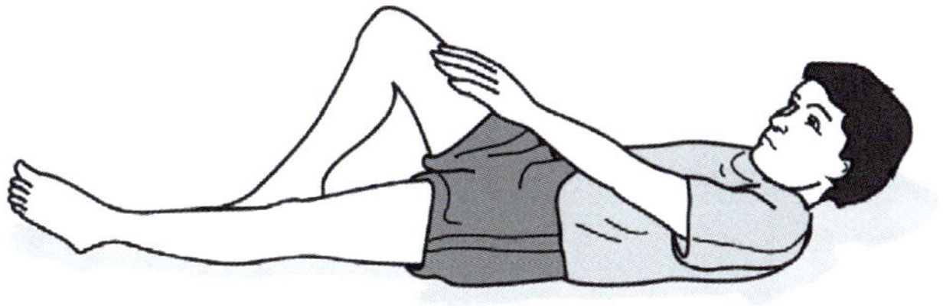

Abbildung 4-42

4.2.15 Das Scharnier

Anweisung für die Übung:

- Lege dich mit ausgestreckten Armen und Beinen auf den Rücken (Abbildung 4-43).
- Drehe langsam den Kopf zur Seite, bis dein Kinn eine Linie mit der Schulter bildet. Gleichzeitig beuge Arm und Bein auf der Körperseite, zu der du den Kopf drehst, an. Dabei sollst du versuchen, die Bewegung des Daumens so lange wie möglich mit den Augen zu verfolgen (Abbildung 4-44).
  3 Sekunden Pause.
- Drehe den Kopf zur Mittellinie zurück, wobei du gleichzeitig Arm und Bein wieder streckst. Wieder verfolgst du dabei die Bewegung des Daumens so lange wie möglich mit den Augen (Abbildung 4-45).
  3 Sekunden Pause.
- Wiederhole die Bewegung auf der anderen Seite (Abbildung 4-46).

Wiederhole die gesamte Abfolge 2- bis 3-mal.

Es könnte hilfreich sein, kleine Aufkleber auf die Daumenknöchel zu kleben, um die Folgebewegungen zu vereinfachen.

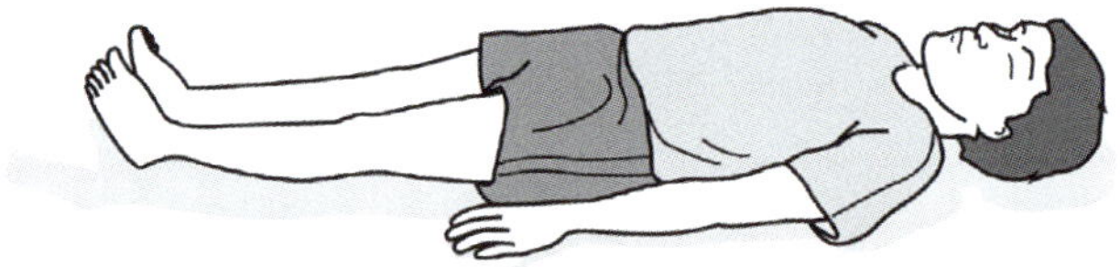

Abbildung 4-43

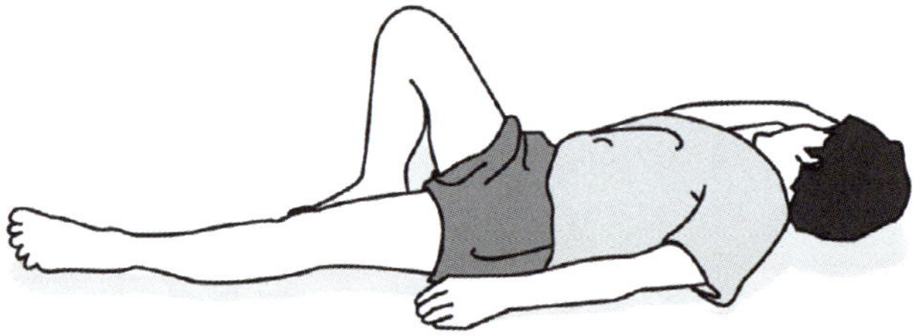

Abbildung 4-44

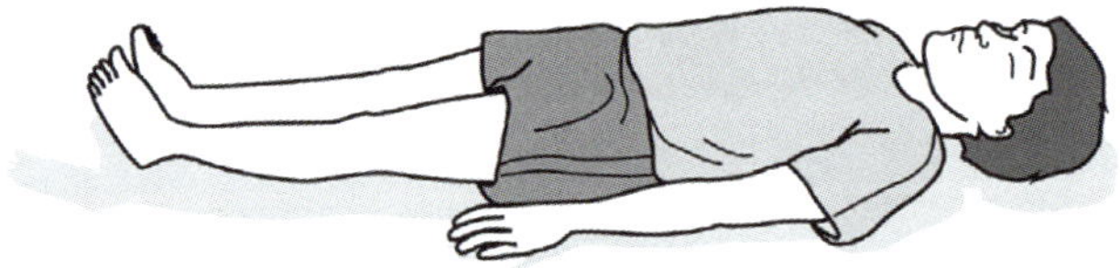

Abbildung 4-45

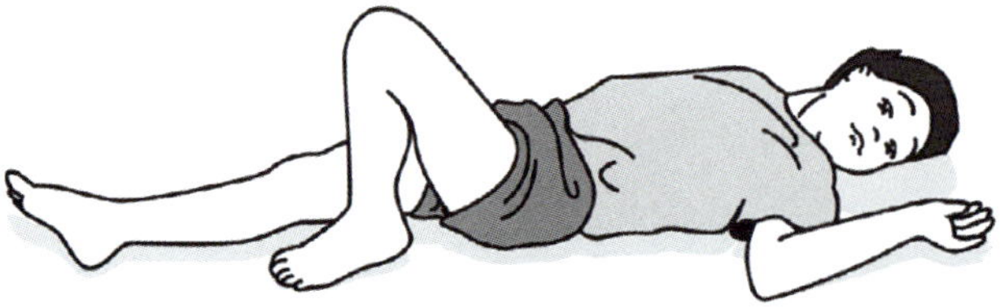

Abbildung 4-46

4.2.16 Die Klammer

Anweisung für die Übung:

- Lege dich ausgestreckt auf den Rücken (Abbildung 4-47).
- Drehe langsam deinen Kopf nach rechts, beuge dabei gleichzeitig den rechten Arm und das linke Bein (Abbildung 4-48).
  3 Sekunden Pause.
- Kehre in die Ausgangsposition zurück (Abbildung 4-49).
- Drehe nun langsam deinen Kopf nach links und beuge gleichzeitig deinen linken Arm und dein rechtes Bein an (Abbildung 4-50).
  3 Sekunden Pause.
- Kehre in die Ausgangsposition zurück und wiederhole die Bewegungsabfolge.

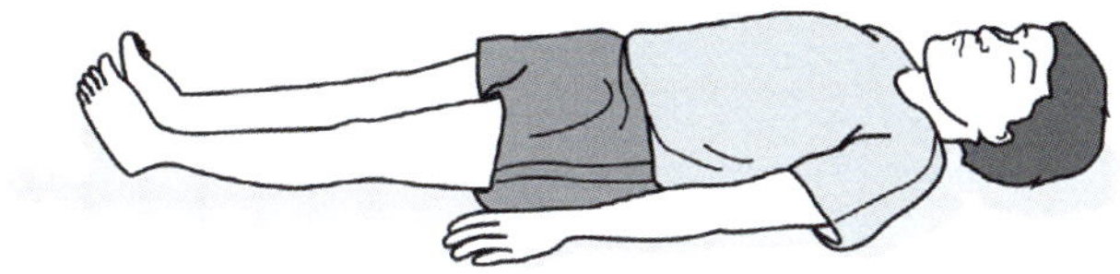

Abbildung 4-47

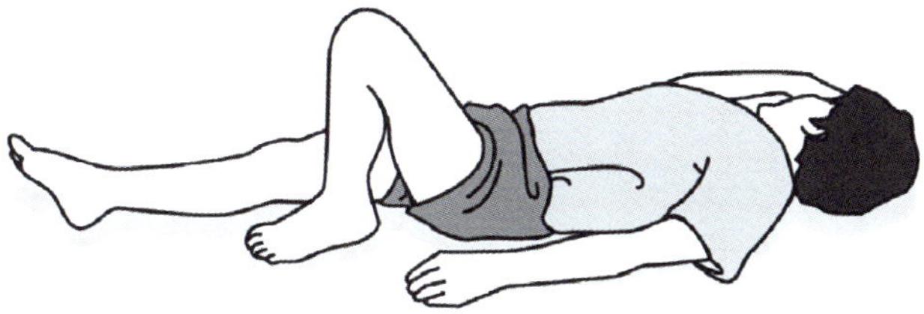

Abbildung 4-48

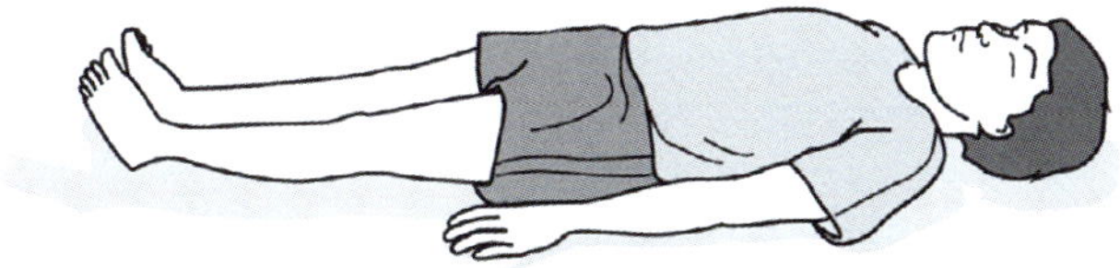

Abbildung 4-49

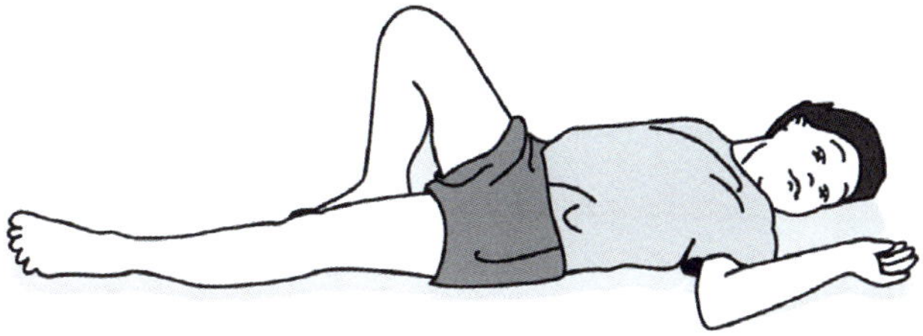

Abbildung 4-50

4.2.17 Unterkörperdrehung

Anweisung für die Übung:

- Lege dich ausgestreckt ganz gerade auf den Rücken, deine Arme liegen gestreckt neben deinem Oberkörper (Abbildung 4-51).
- Drehe langsam den Kopf nach links.
- Beuge dein rechtes Bein am Knie an. Dabei bleibt dein Oberschenkel in Linie mit dem Körper.
- Nun bewege dein Knie so weit es geht über das andere (gestreckt liegenbleibende) Bein hinweg (Abbildung 4-52).
  3 Sekunden Pause.
- Kehre in die Ausgangsposition zurück (Abbildung 4-53).
- Wiederhole den Bewegungsablauf zur linken Seite (Abbildung 4-54).
  3 Sekunden Pause.
- Kehre zurück in die Ausgangsposition (Abbildung 4-55).

Wiederhole den Ablauf 6-mal.

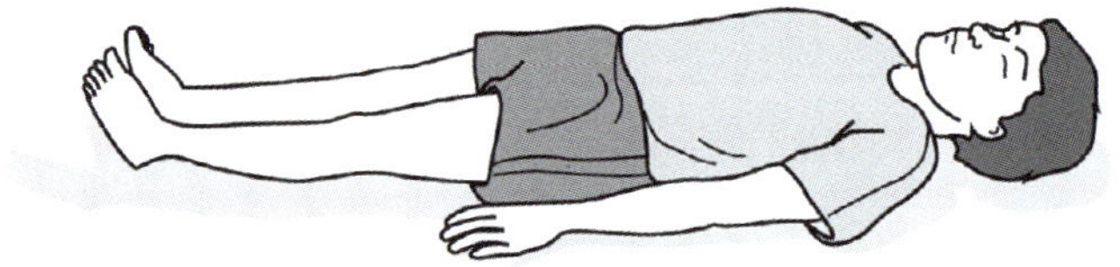

Abbildung 4-51

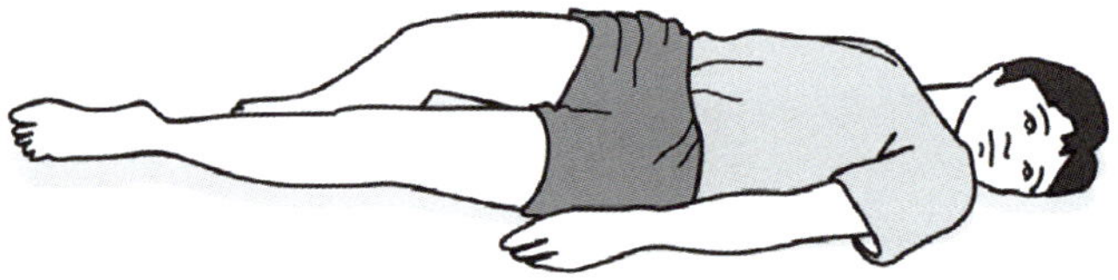

Abbildung 4-52

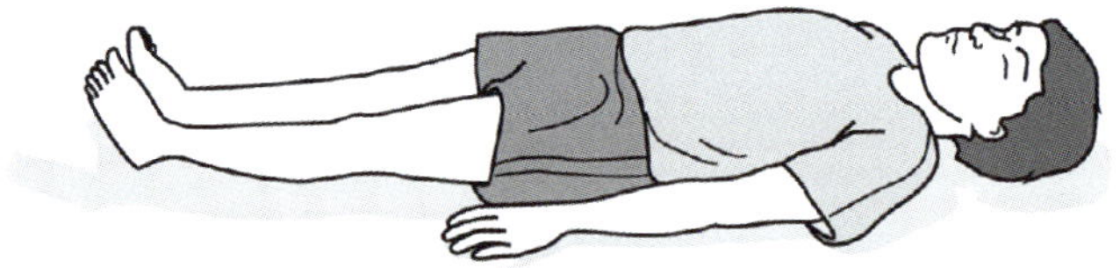

Abbildung 4-53

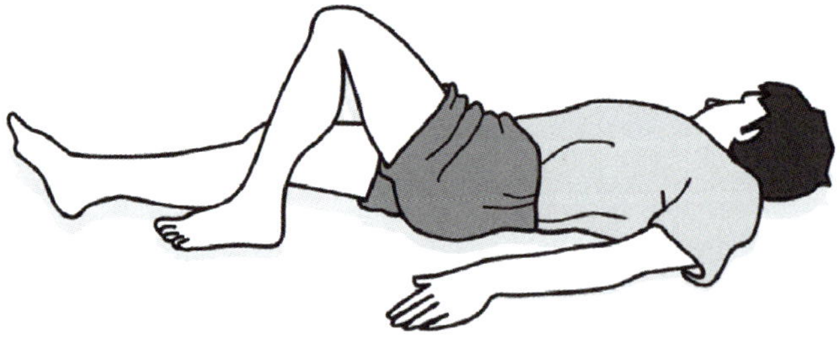

Abbildung 4-54

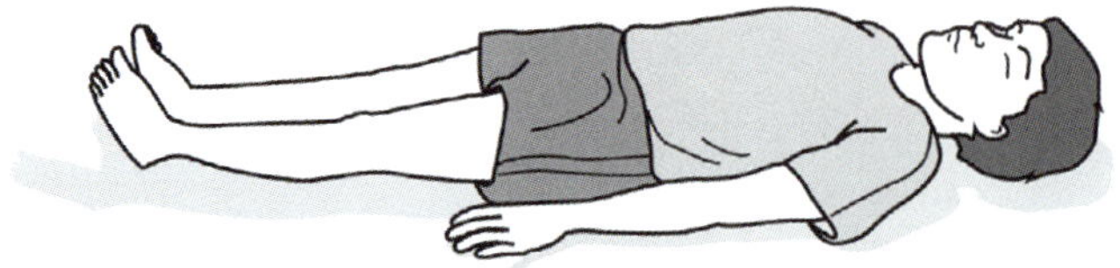

Abbildung 4-55

4.2.18 Oberkörperdrehung

Anweisung für die Übung:

- Lege dich ausgestreckt auf den Rücken (Abbildung 4-56).
- Drehe deinen Kopf nach rechts und bewege deinen linken Arm über die Körpermitte hinweg, bis die Hand die rechte Schulter berührt (Abbildung 4-57).
  3 Sekunden Pause.
- Kehre zur Ausgangsposition zurück (Abbildung 4-58).
- Drehe nun deinen Kopf nach links und bewege deinen rechten Arm über die Körpermitte hinweg, bis die Hand die linke Schulter berührt (Abbildung 4-59).
  3 Sekunden Pause.
- Kehre zur Ausgangsposition zurück.
- Drehe nun wieder den Kopf nach rechts. Dieses Mal beugst du auch das linke Knie an, ziehst es ein Stück weit über dein anderes Bein und lässt deinen linken Arm über die Körpermitte folgen (Abbildung 4-60).

Diese Bewegungsabfolge bahnt die sequenzielle Drehung an.

- Kehre zur Ausgangsposition zurück.
- Wiederhole die Abfolge zur anderen Seite (Abbildung 4-61).
- Kehre zur Ausgangsposition zurück.

Wiederhole die gesamte Übungssequenz 3-mal zu jeder Seite.

Wenn das Kind beide Übungen „Unterkörperdrehung“ und „Oberkörperdrehung“ fließend beherrscht, kann es sich anschließend langsam von der Rückenlage in die Bauchlage und von der Bauchlage in die Rückenlage drehen, wobei es die in den oben genannten Übungen erlernte Bewegungsabfolge anwendet ***(Ganzkörperdrehung!)****.*

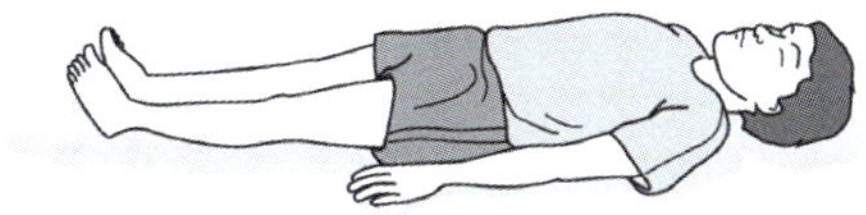

Abbildung 4-56

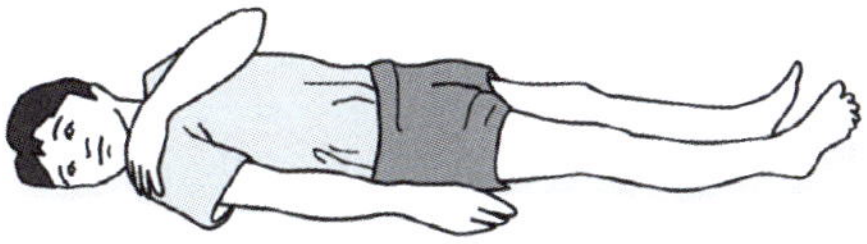

Abbildung 4-57

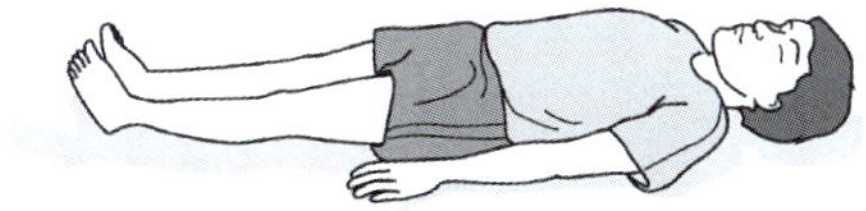

Abbildung 4-58

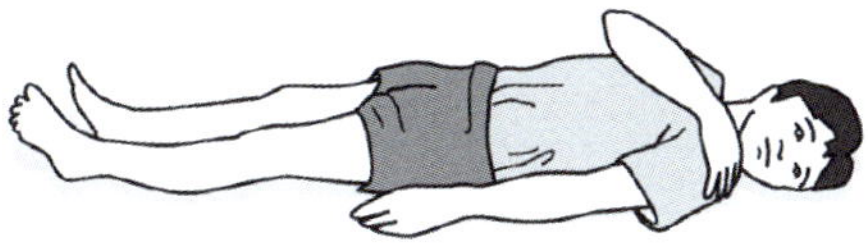

Abbildung 4-59

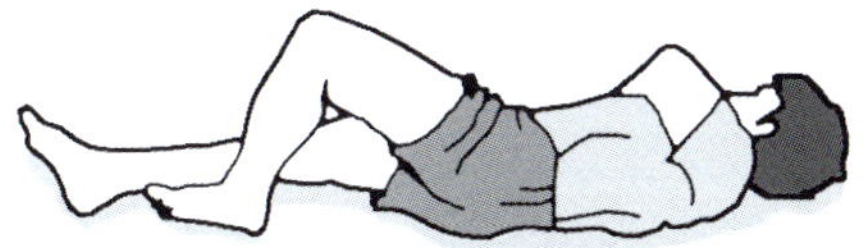

Abbildung 4-60

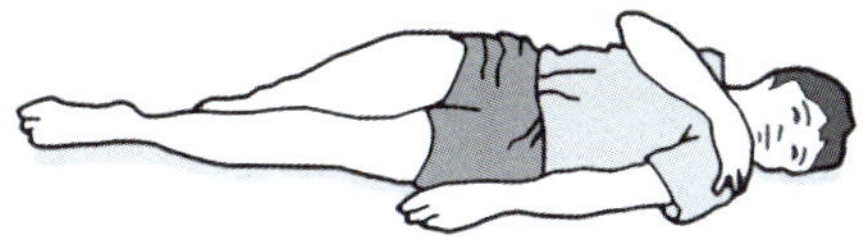

Abbildung 4-61

4.2.19 Die Kaulquappe, die sich in einen Frosch verwandelt

Anweisung für die Übung:

- Lege dich auf den Bauch in die Position der „neugierigen Raupe“ (Abbildung 4-62).
- Drehe den Kopf zu einer Seite, beuge gleichzeitig Knie und Arm derselben Seite in der Weise an, dass sich dein Körpergewicht auf den Unterarm der anderen Seite verlagert. Drehe den Kopf und die Schultern noch ein bisschen weiter, als wolltest du über deine Schulter schauen (Abbildung 4-63).
  3 Sekunden Pause.
- Kehre zur Ausgangsposition zurück (Abbildung 4-64).
  3 Sekunden Pause.
- Drehe den Kopf zur anderen Seite, beuge Knie und Arm derselben Seite, drehe deinen Oberkörper so weit herum, dass sich dein Körpergewicht auf den Unterarm der anderen Seite verlagert. Drehe den Kopf und die Schultern noch ein bisschen weiter, als wolltest du über deine Schulter schauen (Abbildung 4-65).
  3 Sekunden Pause.
- Kehre zur Ausgangsposition zurück (Abbildung 4-66).
- Übe diese Abfolge zu beiden Seiten mindestens 2 Wochen.
- Wenn du die Übung gut beherrscht, drücke dich nun mit dem stützenden Arm und Bein immer weiter hoch, bis sich der Körper immer weiterdreht und du in eine sitzende Position gelangst, unterstützt von einem Arm und den im Fußgelenk gekreuzten Beinen (Abbildung 4-67).
- Kehre zur Ausgangsposition zurück (Abbildung 4-68).
- Wiederhole die Abfolge zur anderen Seite (Abbildung 4-69).

Wiederhole die Übungssequenz zu beiden Seiten mehrere Male.

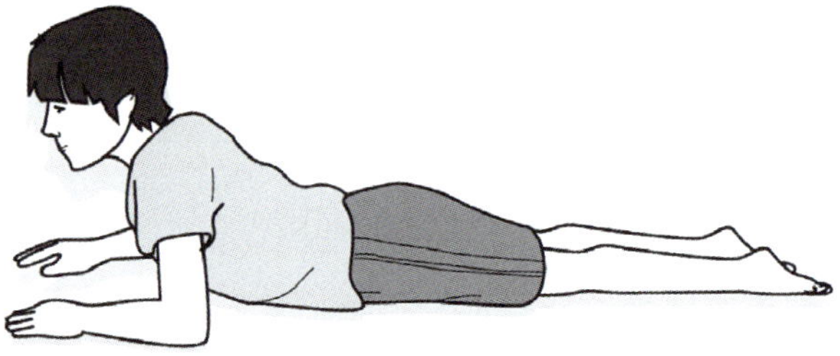

Abbildung 4-62

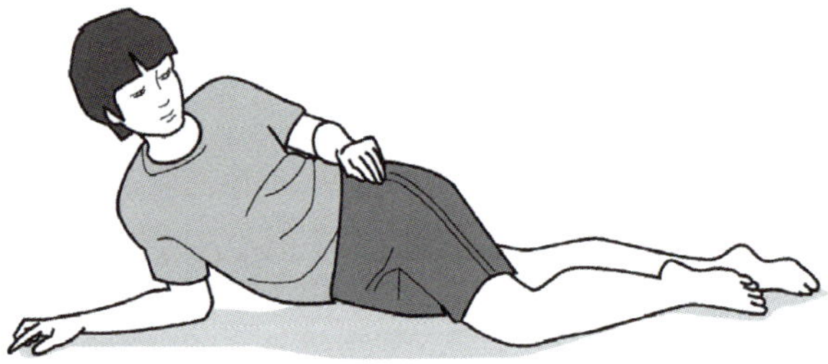

Abbildung 4-63

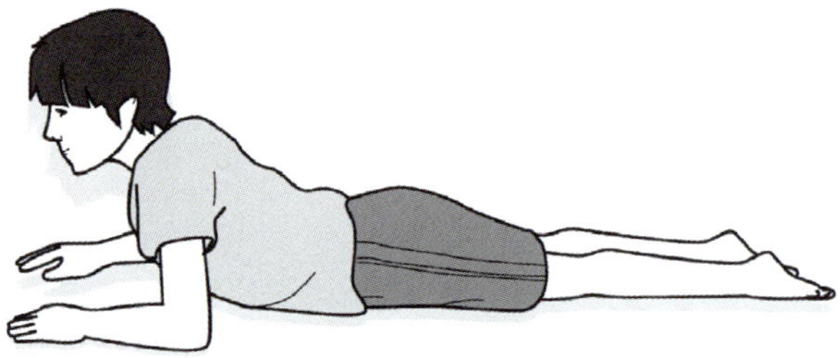

Abbildung 4-64

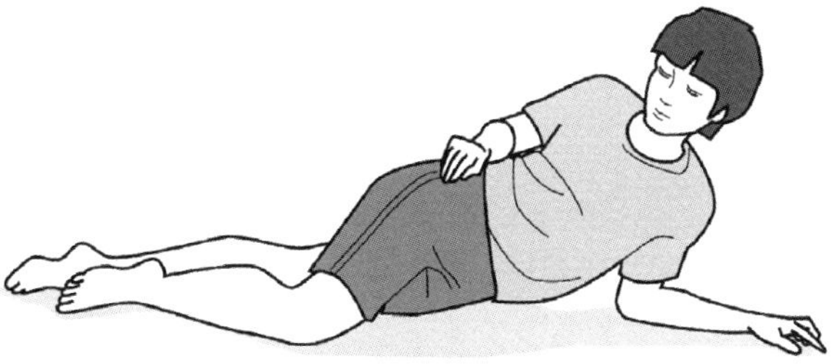
Abbildung 4-65

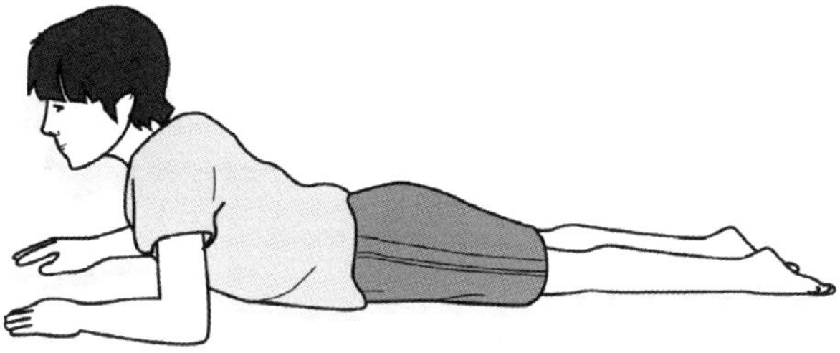
Abbildung 4-66

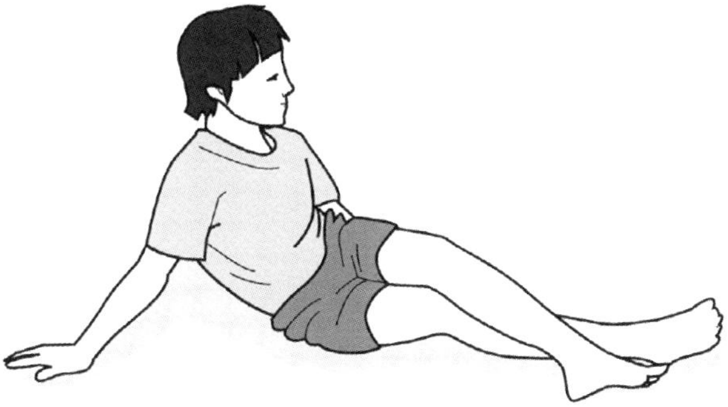
Abbildung 4-67

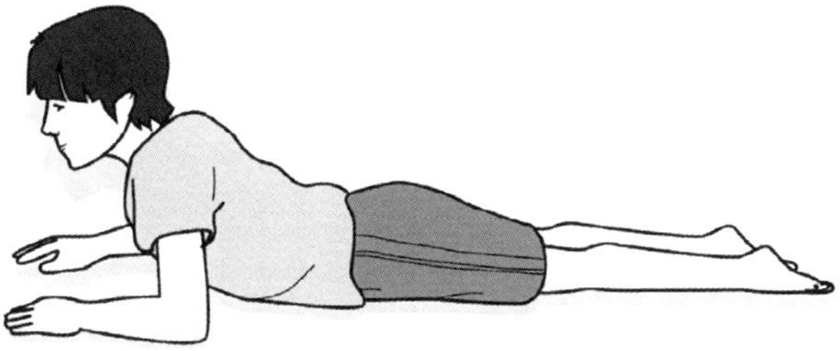
Abbildung 4-68

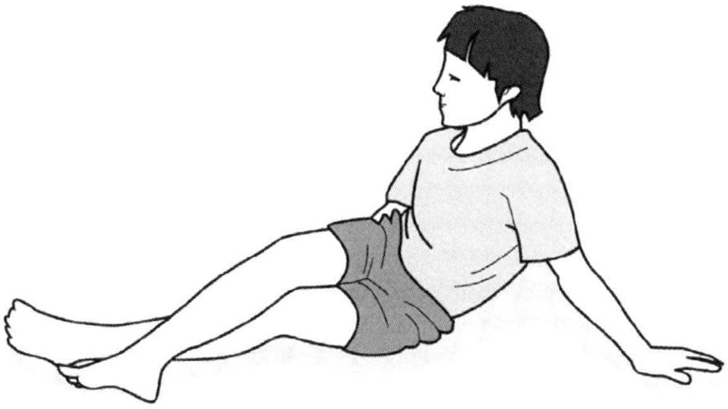
Abbildung 4-69

4.2.20 Der Wippfrosch

Anweisung für die Übung:

- Setze dich mit angewinkelten Beinen auf den Boden. Stütze dich seitlich mit einer ausgestreckten Hand ab und suche dir einen Gegenstand in Augenhöhe, den du während der Übung anschaust.
- Strecke nun deinen anderen Arm zur Seite aus, verlagere dein Gewicht zu dieser Seite und schaukle dann von einer Seite zur anderen. Dabei stützt sich immer eine Hand auf dem Boden ab, während die andere in der Luft ist. Dein Körper kippt abwechselnd zu jeder Seite wie ein Flugzeug, das den Kurs ändert (Abbildung 4-70).
- Versuche *gleichzeitig* den Gegenstand die ganze Zeit, in der dein Körper in Bewegung ist, nicht aus dem Auge zu verlieren, sodass sich dein Kopf unabhängig von der Position deines Körpers immer in Mittelstellung ausrichtet.

Fordern Sie nun jeweils zwei Kinder auf, sich paarweise mit angewinkelten Beinen gegenüber zu setzen; ihre Füße berühren sich leicht. Die Arme sind nach vorn ausgestreckt, sodass sie sich an den Händen halten können.

Fordern Sie die beiden Kinder auf, „rudernde" Bewegungen durchzuführen, als würden sie zusammen ein Boot rudern. Dabei sollen sie sich die ganze Zeit in die Augen blicken.

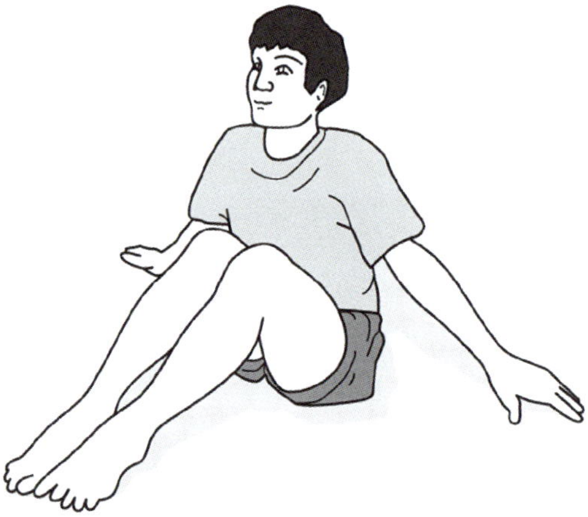

Abbildung 4-70

4.2.21 Der Alligator

Bitte beachten Sie, dass diese Bewegung *nicht* mehrere Wochen lang geübt werden sollte. Sobald die Kinder in der Lage sind, die Bewegungsübung gut koordiniert auszuführen, sollte mit der nächsten Übung fortgefahren werden.

Anweisung für die Übung:

- Lege dich auf den Bauch, strecke einen Arm nach vorne und beuge das Bein auf derselben Seite an.
- Stemme die Zehen des angewinkelten Beins in den Boden und stoße dich so vorwärts; gleichzeitig ziehst du dich mit dem ausgestreckten Arm nach vorn. Achte darauf, dass dein Bauch die ganze Zeit in Kontakt mit dem Boden bleibt (Abbildung 4-71).
- Nun strecke langsam den anderen Arm nach vorn, beuge das Bein derselben Seite an und stoße dich wieder mit den Zehen vorwärts.

Sobald die Kinder in der Lage sind, die Bewegungsübung gut koordiniert auszuführen, sollte unverzüglich mit der nächsten Übung („Kriechen im Kreuzmuster“) fortgefahren werden.

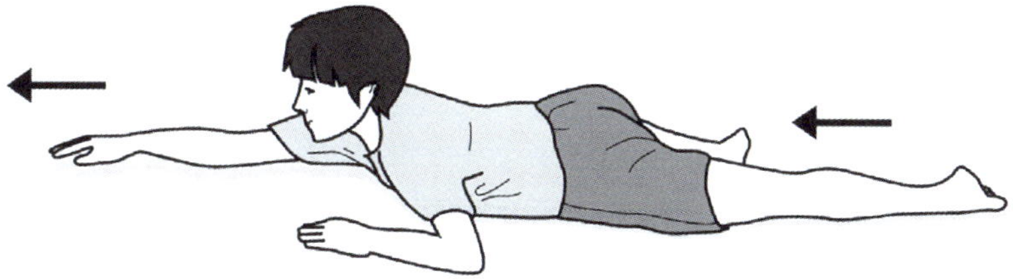

Abbildung 4-71

4.2.22 Kriechen im Kreuzmuster

Das charakteristische Merkmal dieser Übung besteht darin, dass eine Vorwärtsbewegung als Ergebnis einer diagonalen Steuerung durch den Körper abläuft, indem der untere Teil des Körpers auf einer Seite angebeugt wird, während der obere Teil des Körpers auf der anderen Körperseite gestreckt wird (Kreuzmuster). Kinder, die die vorhergehenden Bewegungsübungen noch nicht beherrschen, sollten noch nicht zum Kriechen im Kreuzmuster übergehen.

Anweisung für die Übung:

- Lege dich auf den Bauch.
- Strecke einen Arm nach vorn und beuge gleichzeitig das Bein der gegenüberliegenden Körperseite.
- Stoße dich mit Hilfe der Zehen des angebeugten Beines vorwärts. Gleichzeitig ziehst du dich mit dem ausgestreckten Arm der anderen Körperseite nach vorn.
- Beginne die Bewegung wie in Zeitlupe (Abbildung 4-72).

(Viele Kinder werden erst über jede Bewegung „nachdenken“ müssen. Auch ist es möglich, dass sie bei zunehmender Geschwindigkeit ins homolaterale Kriechmuster - Alligator - zurückfallen. Es kann mehrere Wochen langsamen täglichen Übens dauern, bis die Bewegungen fließend und synchronisiert sind.)

Falls erforderlich kann die Übung auch noch untergliedert werden, sodass die Kinder zunächst eine Vorwärtsbewegung und dann eine Pause von einigen Sekunden machen, bevor sie die Seite wechseln.

Nach einigen Wochen, in denen die Bewegung im Kreuzmuster mit einer Pause in der Mitte durchgeführt wird, können die Kinder zu einem synchronisierten Muster ermutigt werden, indem sie im langsamen Rhythmus eines Metronoms vorwärts kriechen.

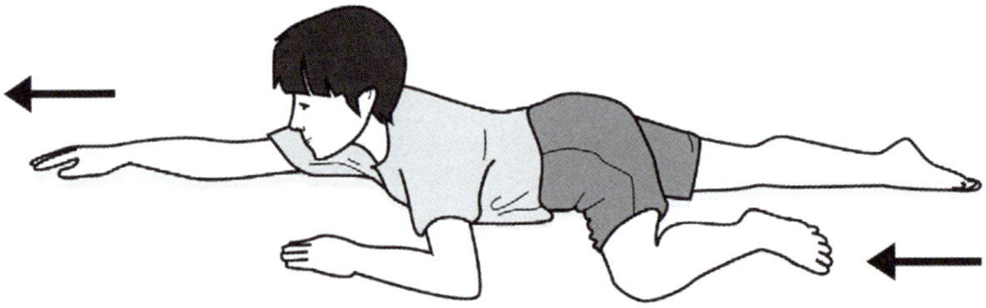

Abbildung 4-72

4.2.23 Die Katze

Anweisung für die Übung:

- Lege dich auf den Bauch und nimm die Position der „neugierigen Raupe“ ein (Abbildung 4-73).
- Stütze dich auf deine Unterarme, senke deinen Kopf und hebe deinen Po vom Boden hoch (Abbildung 4-74).
- Hebe nun den Kopf an, strecke die Arme durch, ziehe sie ein Stück zu dir hin und lass deinen Po auf die Fersen sinken. Deine Haltung soll nun aussehen wie die einer **sitzenden Katze** (Abbildung 4-75).
  5 Sekunden Pause.
- Senke nun langsam deinen Kopf, bis er eine Linie mit Deinem Rücken bildet. Gleichzeitig stößt du dich mit den Unterschenkeln wieder nach vorn, bis deine Haltung wie ein **Tisch** aussieht (Abbildung 4-76).
  5 Sekunden Pause.
- Hebe den Kopf wieder ein wenig an und stoße dich noch etwas weiter mit den Unterschenkeln nach vorne, bis du in der Haltung eines **ausgezogenen Tischs** bist (Abbildung 4-77).
- Führe nun eine langsame Schaukelbewegung aus. Du beginnst in der Haltung eines „ausgezogenen Tischs“ (Abbildung 4-77), senkst dann langsam deinen Kopf und lässt dein Hinterteil wieder auf die Fersen sinken (Abbildung 4-78).
- Nun hebst du wieder leicht den Kopf und bewegst dich dabei von der Position der **sitzenden Katze** in die Position des „ausgezogenen Tischs“ (Abbildung 4-79 und Abbildung 4-80). Diese Form des Hin- und Herschaukelns setzt du fort (vgl. Abbildung 4-81 bis 4-85) und wiederholst sie mehrere Male. Pausiere dabei jeweils in den Positionen **Tisch**, **ausgezogener Tisch** und **sitzende Katze** 5 Sekunden lang.

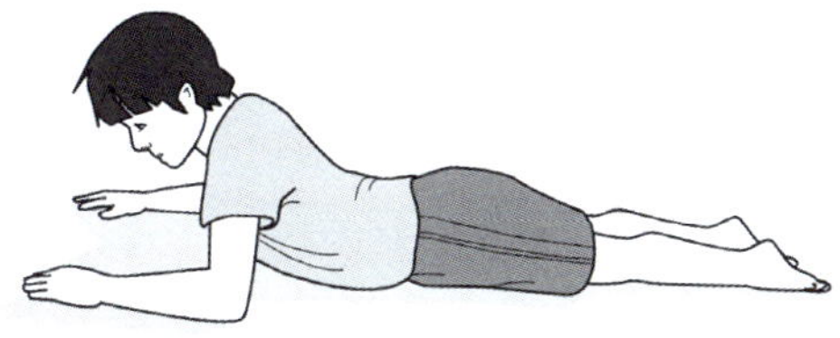

Abbildung 4-73

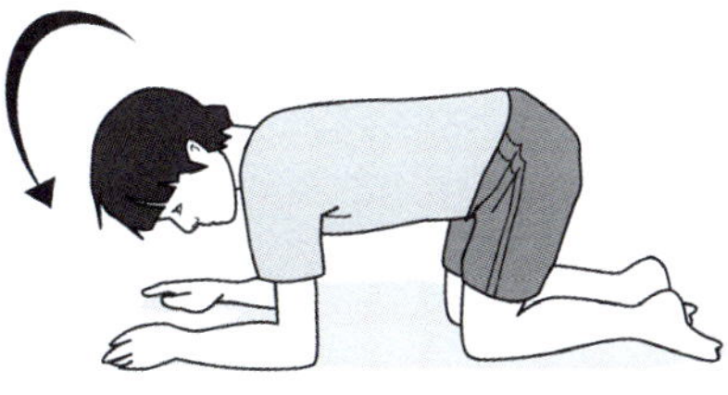

Abbildung 4-74

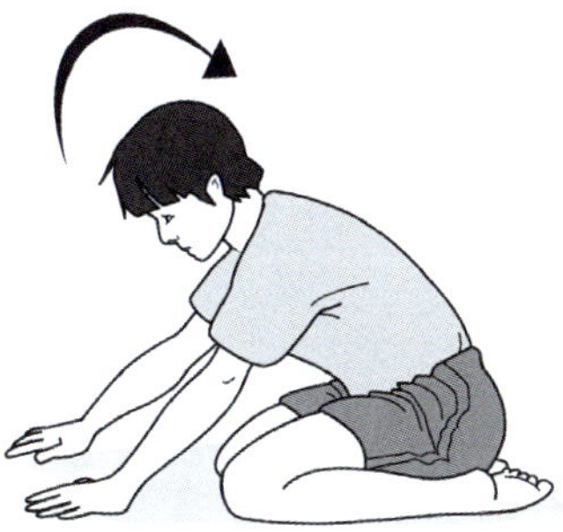

Abbildung 4-75

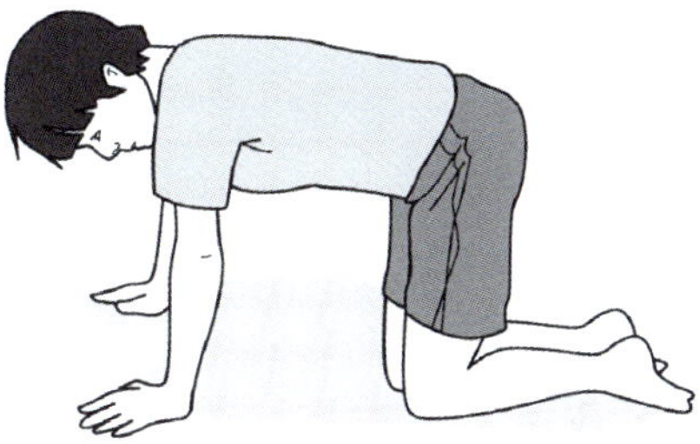

Abbildung 4-76

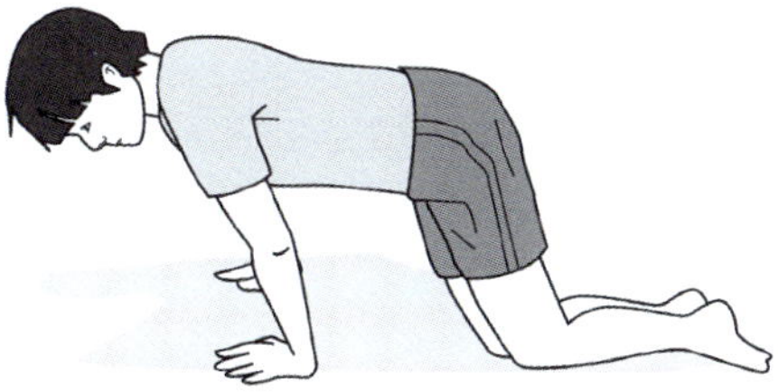

Abbildung 4-77

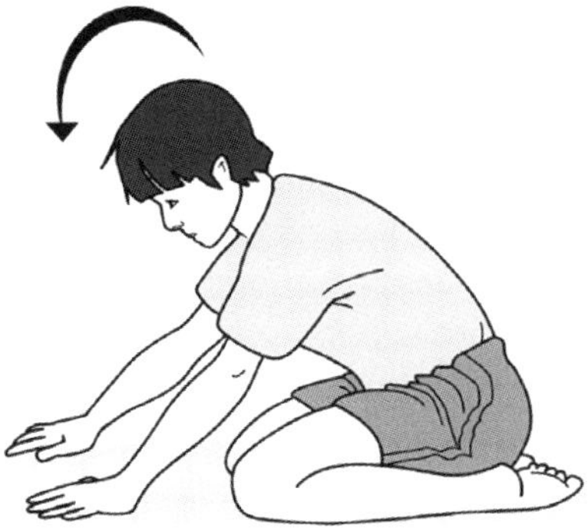

Abbildung 4-78

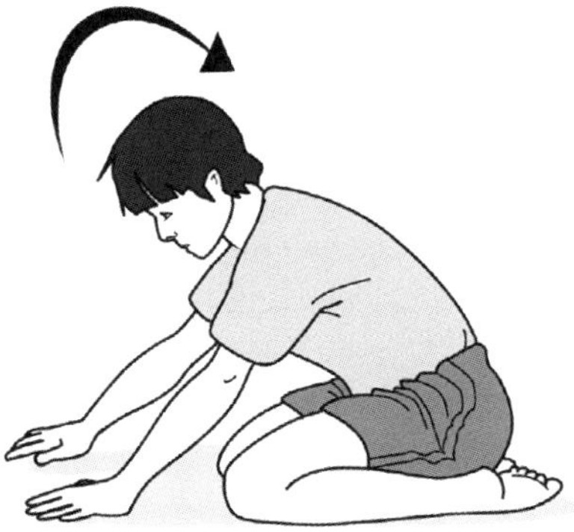

Abbildung 4-79

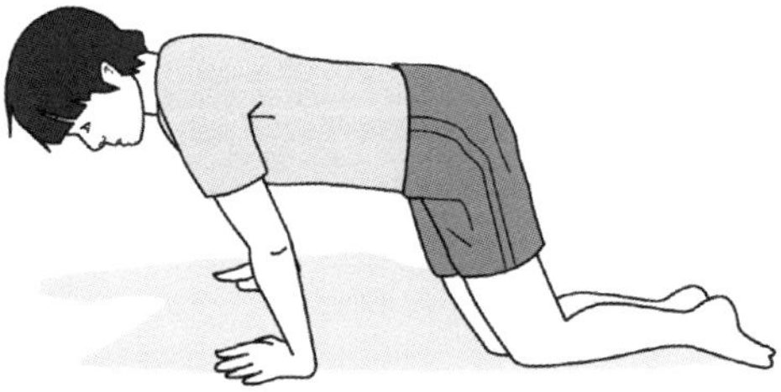

Abbildung 4-80

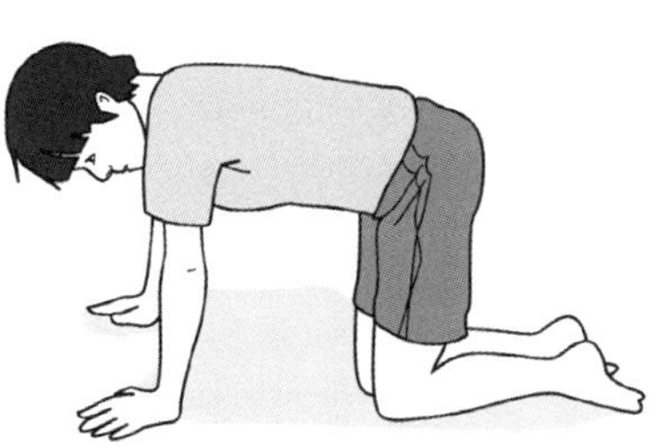

Abbildung 4-81

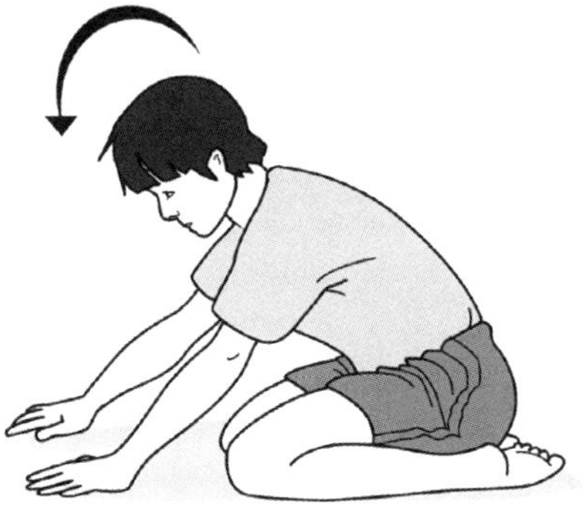

Abbildung 4-82

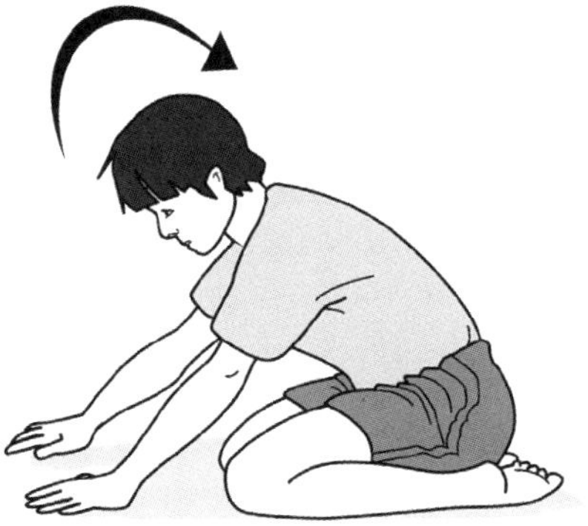

Abbildung 4-83

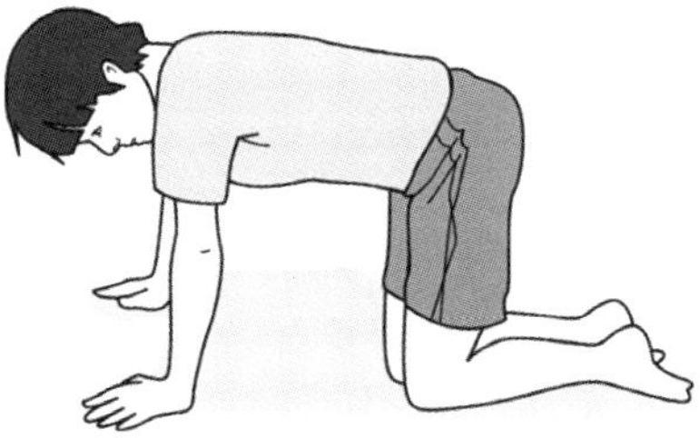

Abbildung 4-84

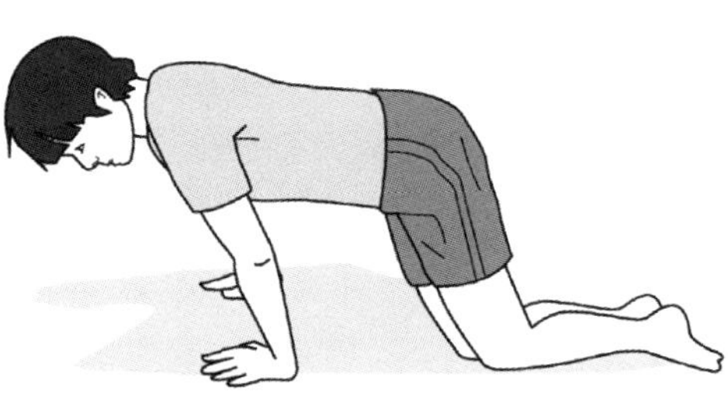

Abbildung 4-85

4.2.24 Dreipunkt-Krabbeln

Dreipunkt-Krabbeln bedeutet, dass jeweils drei Stützpunkte für das Gleichgewicht sich sicher auf dem Boden befinden und immer nur eine Hand oder ein Knie zurzeit angehoben ist:

- Nimm die „Tischposition“ ein.
- Krabble vorwärts, indem du die rechte Hand nach vorn setzt, es *folgt* das linke Knie, dann setzt du die linke Hand nach vorn, *gefolgt* vom rechten Knie (Abbildung 4-86). Dabei drehst du den Kopf, um die führende Hand mit den Augen zu verfolgen.

(Ein linkshändiges Kind darf die Abfolge mit der linken Hand beginnen.)

Achten Sie darauf, dass das Kind nach einigen Bewegungen nicht wieder in das einseitige Krabbeln verfällt, also rechten Arm und rechtes Knie bzw. linken Arm und linkes Knie koordiniert bewegt. Falls dies geschieht, verlangsamen Sie die Bewegungsabfolge oder kehren zu früheren Übungen zurück.

Es kann hilfreich sein, unterschiedliche farbige Aufkleber auf Hände und Knie zu befestigen und die Kinder aufzufordern, folgende Instruktionen zu befolgen:

- „blau (1), orange (2), rot (3), gelb (4)“
- „blau (1), orange (2), rot (3), gelb (4)“.

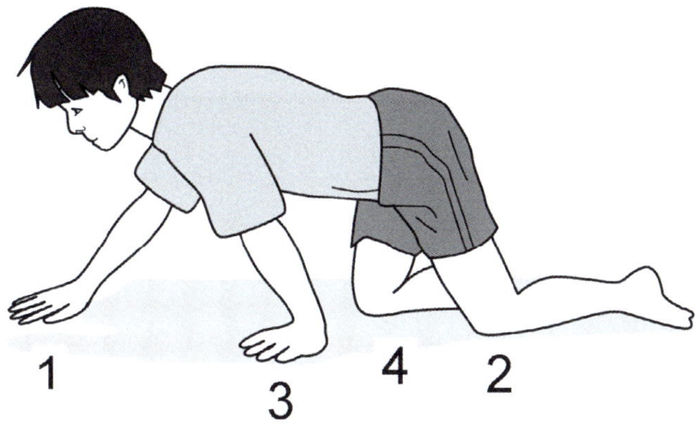

Abbildung 4-86

4.2.25 Krabbeln im Kreuzmuster

Anweisung für die Übung:

- Nimm die Tischposition" ein.
- Beginne nun langsam zu krabbeln, indem du den rechten Arm und das linke Bein gleichzeitig nach vorn bewegst und dann im Wechsel den linken Arm und das rechte Bein. Dabei soll sich dein Blick jeweils auf die Hand richten, die du gerade nach vorn bewegst.

Es sollte sich eine synchronisierte Bewegungsabfolge im Kreuzmuster entwickeln, d.h. rechte Hand, linkes Knie; linke Hand, rechtes Knie usw. (Abbildung 4-87), (Linkshänder können diese Bewegungsfolge mit der linken Hand als führender Hand beginnen).

Achten Sie darauf, dass das Kind nicht nach einigen Bewegungen zum homolateralen (einseitigen) Krabbeln übergeht, d.h. rechter Arm, rechtes Knie; linker Arm, linkes Knie. Wenn dies geschieht, sollte es langsamer krabbeln oder zu früheren Übungen zurückkehren.

Wie in Übung „Dreipunkt-Krabbeln" können unterschiedliche farbige Aufkleber auf Hände und Knie befestigt werden, diesmal aber nur mit zwei unterschiedlichen Farben, z.B. einen blauen Aufkleber auf die rechte Hand und das rechte Knie und einen gelben Aufkleber auf die linke Hand und das linke Knie. Die Kinder können dann nach folgender Instruktion krabbeln: „*Blaue Hand und gelbes Knie, gelbe Hand und blaues Knie; blaue Hand und gelbes Knie, gelbe Hand und blaues Knie*" usw.

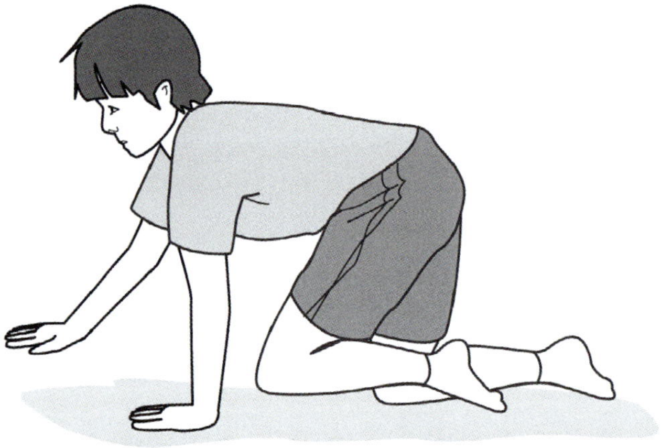

Abbildung 4-87

4.3 Zusätzliche optionale Übungen zur Integration von links und rechts

Falls nach Abschluss aller obigen Übungen Lehrkräfte der Ansicht sind, dass die Kinder zusätzliches Training für die Verbesserung der links-rechts (bilateralen) Integration benötigen, können die folgenden Übungen für weitere 6 bis 10 Wochen eingesetzt werden.

Bitte *beachten* Sie, dass dieser Übungsteil *nicht* vor oder während des Hauptübungsprogramms eingesetzt werden sollte, da sich in der normalen Entwicklung Haltungskontrolle und Gleichgewicht vor der bilateralen Integration etablieren.

Die folgenden Übungsbeispiele für das Training bilateraler Integration sind mit Genehmigung der ehemaligen Direktorin vom INPP Scotland, Sheila Dobie, einbezogen worden. [5], [6]

4.3.1 Engel im Schnee („in Einzelteile zerlegt")

(Ursprünglich von Kephart entwickelt, überarbeitet von Dobie [5])

Anweisung für die Übung:

- Lege dich mit ausgestreckten Armen und Beinen auf den Rücken. Deine Handflächen zeigen nach oben und deine Daumen sind abgespreizt (Abbildung 4-88).
- Bewege langsam Arme und Beine nach außen – die Beine so weit, wie es dir möglich ist, die Arme in einer fortgesetzten kreisförmigen Bewegung, bis sich die Daumen über dem Kopf treffen (Abbildung 4-89).
  5 Sekunden Pause.
- Bewege Arme und Beine langsam in die Ausgangsposition zurück (Abbildung 4-90). Wiederhole diese Bewegung 6-mal.
- Nun bewege langsam nur einen Arm bis zur Position über dem Kopf; der andere Arm und beide Beine bewegen sich dabei nicht mit (Abbildung 4-91). Wiederhole diese Bewegung 6-mal.
- Jetzt bewegst du langsam nur den anderen Arm und hältst Deine anderen Gliedmaßen still (Abbildung 4-92). Wiederhole diese Bewegung 6-mal.
- Bewege nun langsam nur ein Bein; das andere Bein und beide Arme bewegen sich nicht mit (Abbildung 4-93). Wiederhole diese Bewegung 6-mal.
- Bewege langsam nur das andere Bein; deine anderen Gliedmaßen bewegen sich nicht mit (Abbildung 4-94). Wiederhole diese Bewegung 6-mal.
- Bewege nun langsam beide Arme gleichzeitig, beide Beine bleiben aber in der Ausgangsposition (Abbildung 4-95). Wiederhole diese Bewegung 6-mal.
- Nun bewegst du beide Beine gleichzeitig; beide Arme bleiben aber in der Ausgangsposition (Abbildung 4-96). Wiederhole diese Bewegung 6-mal.
- Jetzt bewegst du langsam gleichzeitig deinen rechten Arm und dein rechtes Bein; dein linker Arm und dein linkes Bein bleiben in der Ausgangsposition (Abbildung 4-97). Wiederhole diese Bewegung 6-mal.
- Bewege nun langsam deinen linken Arm und dein linkes Bein zusammen; Dein rechter Arm und Dein rechtes Bein bleiben in der Ausgangsposition (Abbildung 4-98). Wiederhole diese Bewegung 6-mal.
- Nun bewegst du deinen rechten Arm und dein linkes Bein gleichzeitig; dein linker Arm und dein rechtes Bein bleiben in der Ausgangsposition (Abbildung 4-99). Wiederhole diese Bewegung 6-mal.
- Bewege langsam deinen linken Arm und dein rechtes Bein; dein rechter Arm und dein linkes Bein bleiben in der Ausgangsposition (Abbildung 4-100). Wiederhole diese Bewegung 6-mal.

Wenn alle obigen Bewegungsabfolgen beherrscht werden, variieren Sie die verschiedenen Kombinationen, sodass die Kinder auf die sich verändernden verbalen Instruktionen jeweils reagieren müssen.

Wenn assoziierte Mitbewegungen bei der Übungsausführung zu beobachten sind, also der falsche Arm oder das falsche Bein sich mitbewegen, so kehren Sie zu früheren Mustern zurück oder geben Sie die Instruktionen langsamer.

Wenn Kinder Schwierigkeiten mit den Angaben „rechts und links“ haben, benutzen Sie die Formulierungen „selbe Seite“ und „andere Seite“.

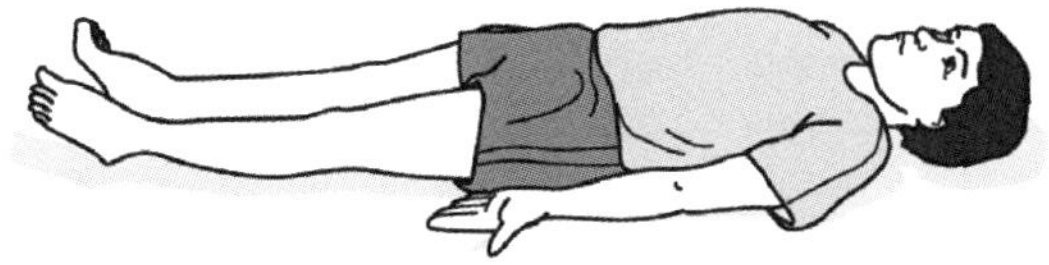

Abbildung 4-88

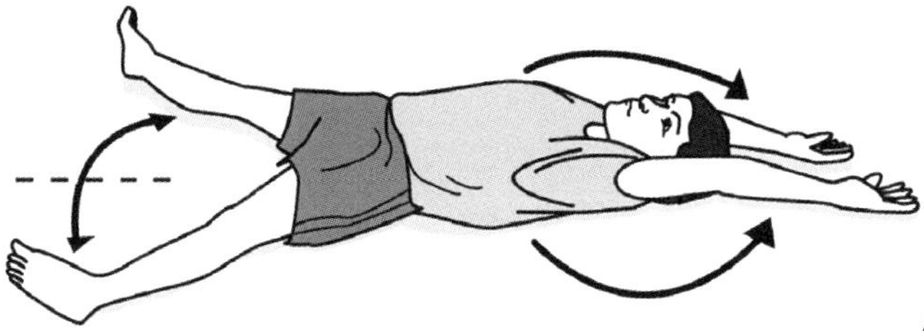

Abbildung 4-89

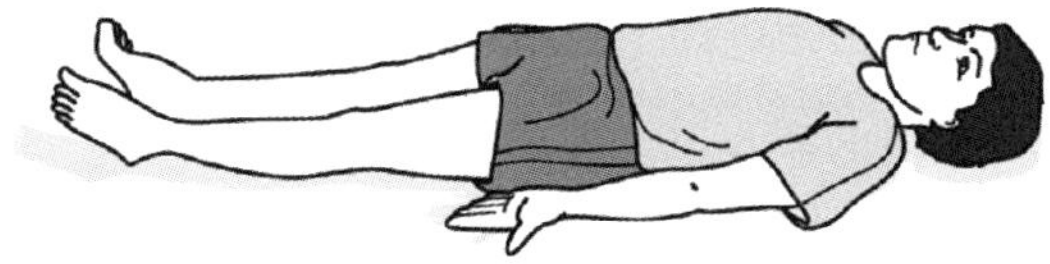

Abbildung 4-90

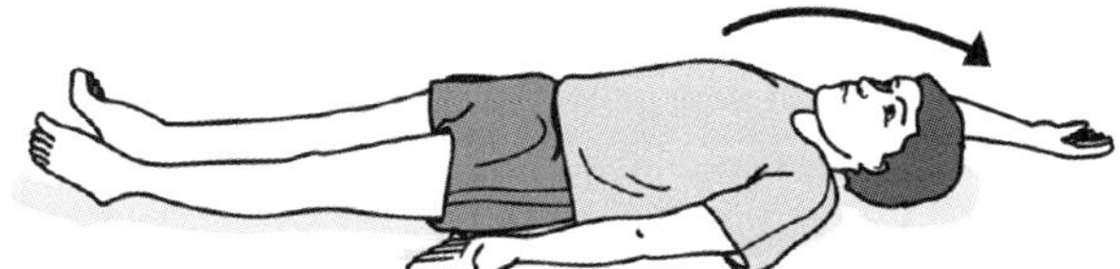

Abbildung 4-91

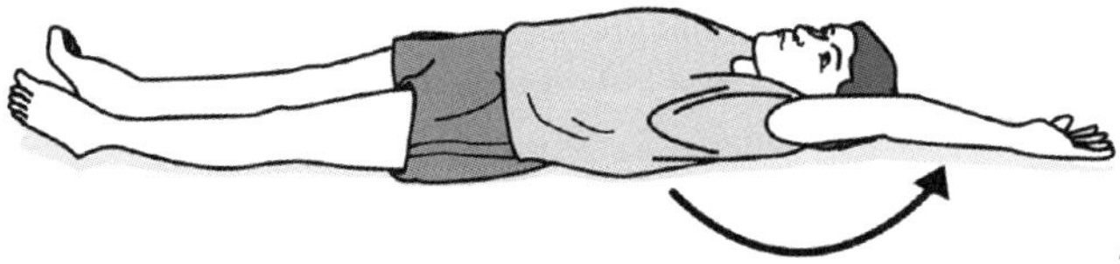

Abbildung 4-92

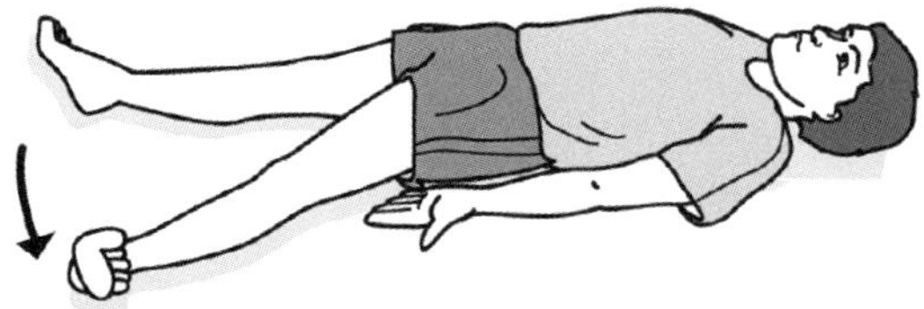

Abbildung 4-93

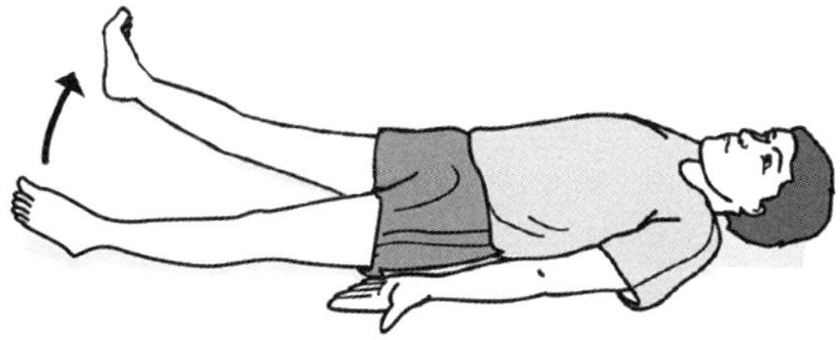

Abbildung 4-94

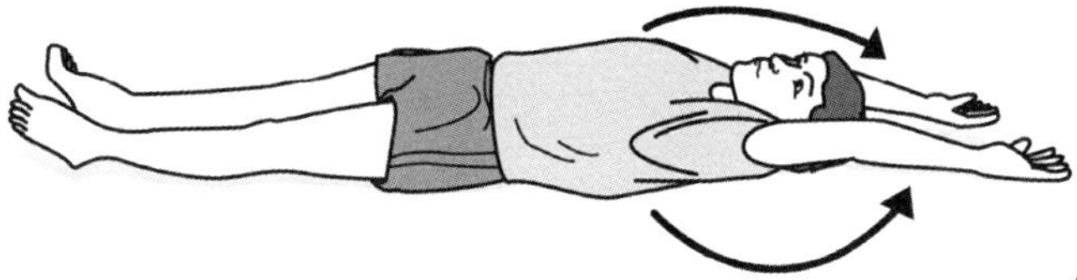

Abbildung 4-95

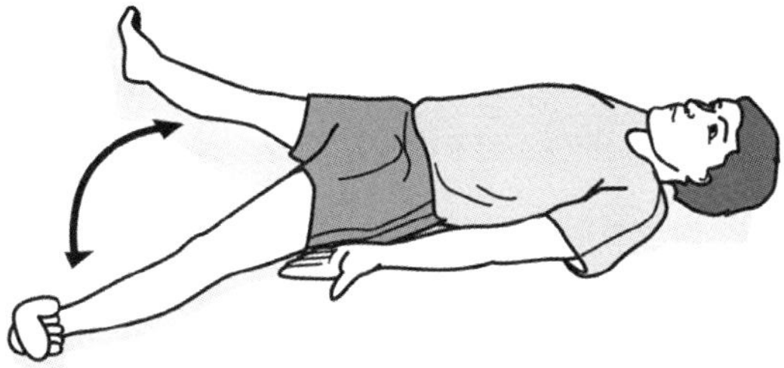

Abbildung 4-96

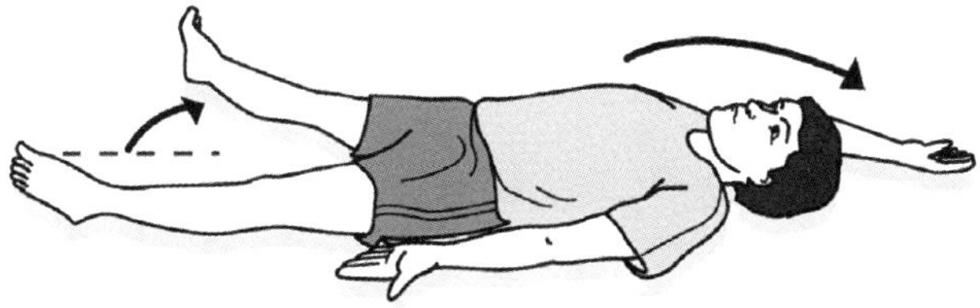

Abbildung 4-97

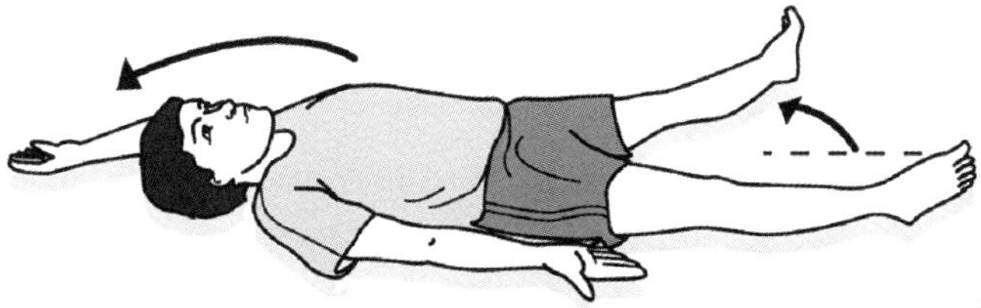

Abbildung 4-98

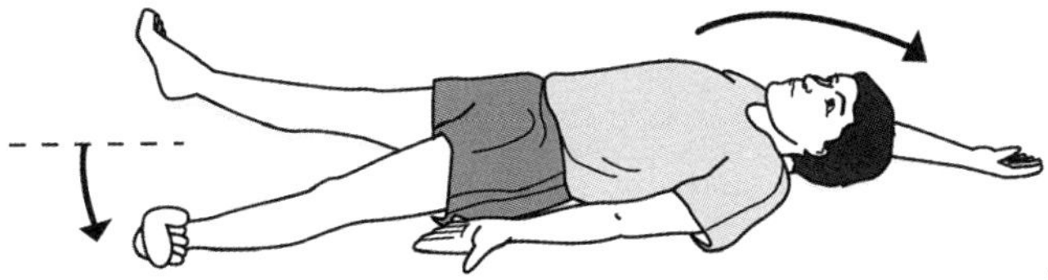

Abbildung 4-99

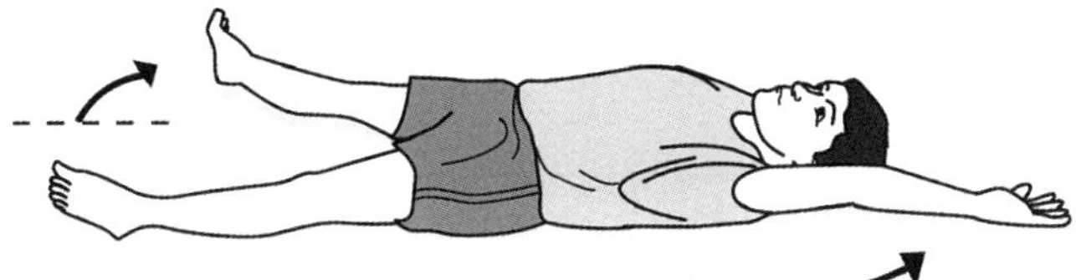

Abbildung 4-100

4.3.2 Fingerübungen

Diese Übungen sollen die manuelle Geschicklichkeit, den Austausch zwischen den beiden Hirnhemisphären und die Hemmung assoziierter Bewegungen fördern.

Als erstes faustet und öffnet das Kind mehrmals beide Hände gleichzeitig, dann eine Zeitlang zunächst die eine, dann die andere Hand, um daraufhin die Bewegung abwechselnd mit der einen und anderen Hand durchzuführen.

Dann fordern Sie die Kinder auf, paarweise zu arbeiten.

Das eine Kind legt seine Hände mit gespreizten Fingern flach auf den Tisch. Das andere Kind berührt dann nacheinander dessen unterschiedliche Finger mit der Aufforderung, den Finger anzuheben, den es gerade berührt hat.

(Dies kann auch mit geschlossenen Augen gemacht werden.)

Wenn dieses mühelos gelingt, werden die Finger beginnend beim kleinen Finger der rechten Hand von 1–10 durchnummeriert. Das Kind schließt nun die Augen und soll jeweils den bezifferten Finger anheben, z. B. Nummer 4, danach Nummer 7 usw. (Abbildung 4-101).

Ist das Kind in der Lage, immer den richtigen Finger entsprechend der Instruktion anzuheben, werden die Finger umnummeriert. Diesmal bekommt der kleine Finger der linken Hand die Nummer 1 und der kleine Finger der rechten Hand hat dann die Nummer 10. Wieder wird das Kind aufgefordert, den jeweiligen bezifferten Finger anzuheben.

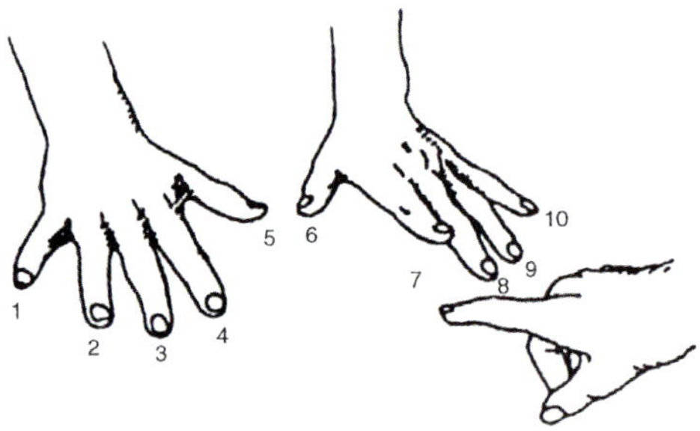

Abbildung 4-101

Bitte beachten Sie: Die zusätzlichen Übungen in diesem Teil sollten nur als anschließende Ergänzung zu den Übungen in Kap. 4.2 eingesetzt werden. Sie sollten niemals anstelle der Übungen in Kap. 4.2 eingesetzt werden. Sie werden nicht für alle Kinder erforderlich sein, doch könnten sie für jene Kinder nützlich sein, die nach wie vor geringe Schwierigkeiten in der Feinmotorik und in der Rechts-/Links-Unterscheidung haben.

4.4 Nachtrag

Die Übungen in diesem Buch eignen sich für Kinder ab dem 6. Lebensjahr. Da die Bewegungen so langsam und genau wie möglich ausgeführt werden sollen, könnten jüngere Kinder damit überfordert sein. Um auch jüngeren Kindern es zu vereinfachen, die Übungen langsam durchzuführen, könnte eine gegebenenfalls selbst ausgedachte Geschichte dazu erzählt werden.

Literatur

[1] Rowe N. Personal communication. 1996.

[2] Goddard Blythe SA. The well balanced child. Stroud (UK): Hawthorn Press; 2004.

[3] Goddard Blythe SA. Movement: Your child's first language. Stroud (UK): Hawthorn Press; 2018.

[4] Palmer LL. Readiness stimulation in preschool and primary children [DVD]. Winona (MN): College of Education, Winona State University; 1995.

[5] Dobie S. Exercises for bilateral integration. Presented at: European Conference of Neuro-Developmental Delay in Children with Specific Learning Difficulties; 1996 Mar; Chester, UK.

[6] Dobie S. Bilateral integration: The gateway to achievement. 6th ed. Balado (UK): Bilateral Exercise Integration Ltd; 2008.

5 Anhang

5.1 Weiterbildungsangebot

Zweitägige Schulungskurse in der Anwendung der INPP-Screening-Tests und des Schulinterventionsprogramms werden von dafür lizenzierten INPP-Fachkräften regelmäßig das ganze Jahr über angeboten.

Informationen zu geplanten Kursen im deutschsprachigen und internationalen Bereich finden Sie unter www.inpp.de (für Deutschland), www.inpp.info (für Österreich und Schweiz) sowie auch www.inpp.cloud (für den internationalen Gebrauch) und unter www.inpp.org (Website der Autorin).

Weitere Bücher der Autorin:

Goddard Blythe, SA. The well balanced child. Stroud (UK): Hawthorn Press; 2003. (Goddard Blythe, SA. Warum Ihr Kind Bewegung braucht. Kirchzarten bei Freiburg: VAK-Verlag; 2005 (vergriffen).)

Goddard Blythe, SA. The genius of natural childhood. Stroud (UK): Hawthorn Press; 2011.

Goddard Blythe, SA. Neuromotor immaturity in children and adults. The INPP screening test for clinicians and health practitioners. Chichester (UK): Wiley-Blackwell; 2014. (Goddard Blythe, SA. Neuromotorische Unreife bei Kindern und Erwachsenen – der INPP-Screening Test für Ärzte und Therapeuten. Bern: Hogrefe; 2016.)

Goddard Blythe, SA. Attention balance and coordination. The ABC of learning success. Chichester (UK): Wiley-Blackwell; 2017. (Goddard Blythe, SA. Attention, Balance and Coordination – das ABC des Lernerfolgs. Bern: Hogrefe; 2021.

Goddard Blythe, SA. Raising happy healthy children. Why mothering matters. Stroud (UK): Hawthorn Press; 2017.

Goddard Blythe, SA. Movement: Your child's first language. Stroud (UK): Hawthorn Press; 2018.

Goddard Blythe, SA. Reflexes, movement, learning and behaviour. Stroud (UK): Hawthorn Press; 2023. (Goddard Blythe, SA. Greifen und BeGreifen. Wie Lernen und Verhalten mit frühkindlichen Reflexen zusammenhängen. Stark erweiterte Neuausgabe. Kirchzarten bei Freiburg: VAK; 2025)

5.2 Kapitel 2 – Test-Vorlagen

Tansley Standard Figures

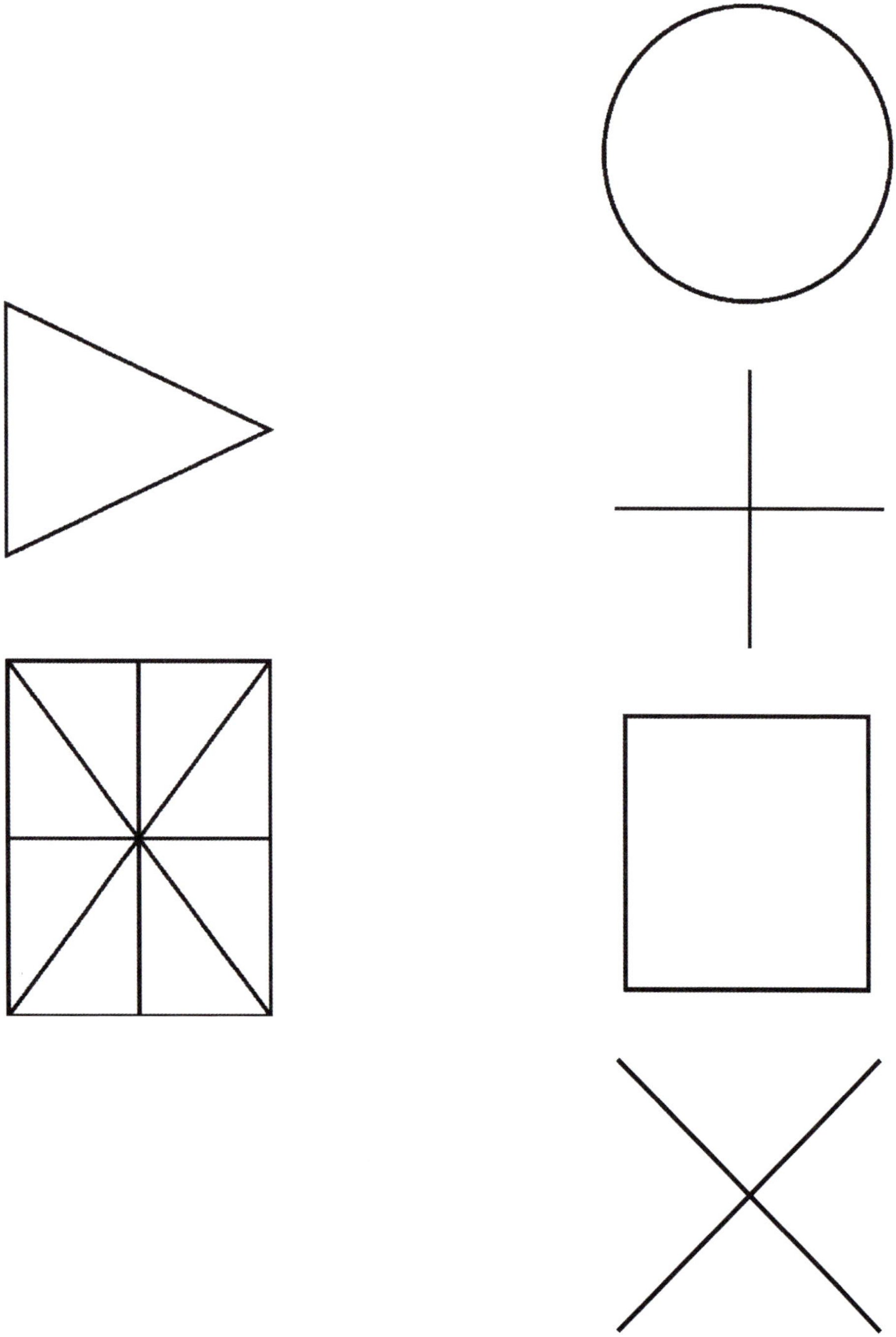

Abbildung 5-1: *Tansley Standard Visual Figures Test* (4 bis 7 Jahre). Als Testvorlage zu nutzen. Waagerecht präsentieren (Kreis links oben):

Vertikale, horizontale und diagonale Linien

a) **vertikale** Linie (ab 4 Jahren)

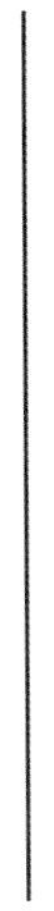

b) **horizontale** Linie (ab 4 Jahren)

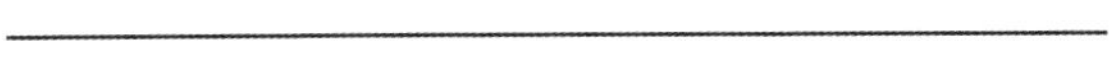

c) **diagonale** Linie (4 1/2 – bis 5 1/2 Jahre)

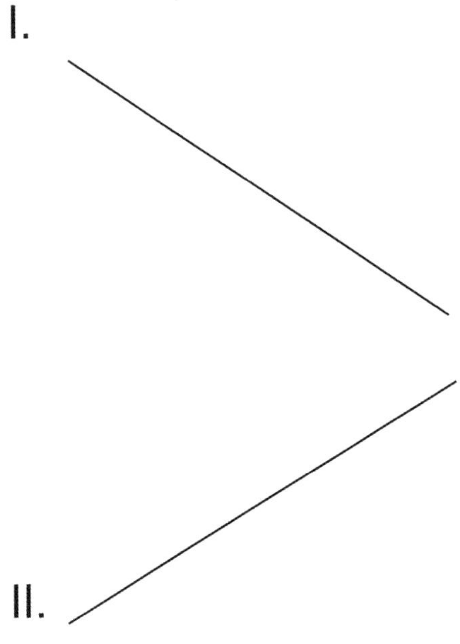

Abbildung 5-2: a)–c) vertikale, horizontale und diagonale Linien. Als Testvorlage zu nutzen.

Bewertungsbogen Kapitel 2

Tabelle 5-1: Bewertungsbogen (Kinder von 4 bis 7 Jahren)

Durchgeführter Test	1. Test	2. Test
Datum Name Code-Nummer Alter		
1. Grobmotorik und Gleichgewicht		
Romberg Test (Augen geöffnet)	0 1 2 3 4	0 1 2 3 4
Romberg Test (Augen geschlossen)	0 1 2 3 4	0 1 2 3 4
Einbeinstand (rechtes Bein)	0 1 2 3 4	0 1 2 3 4
Einbeinstand (linkes Bein)	0 1 2 3 4	0 1 2 3 4
Krabbeln auf Händen und Knien	0 1 2 3 4	0 1 2 3 4
Mittellinienkreuzung (1)	0 1 2 3 4	0 1 2 3 4
Mittellinienkreuzung (2)	0 1 2 3 4	0 1 2 3 4
Finger-Daumen-Oppositionstest (rechte Hand)	0 1 2 3 4	0 1 2 3 4
Finger-Daumen-Oppositionstest (linke Hand)	0 1 2 3 4	0 1 2 3 4
Total für Grobmotorik und Gleichgewicht	/36	/36
2. Reflextests		
Asymmetrisch-tonischer Nackenreflex (rechts)	0 1 2 3 4	0 1 2 3 4
Asymmetrisch-tonischer Nackenreflex (links)	0 1 2 3 4	0 1 2 3 4
Symmetrisch-tonischer Nackenreflex (Beugung)	0 1 2 3 4	0 1 2 3 4
Symmetrisch-tonischer Nackenreflex (Streckung)	0 1 2 3 4	0 1 2 3 4
Tonischer Labyrinthreflex (Beugung)	0 1 2 3 4	0 1 2 3 4
Tonischer Labyrinthreflex (Streckung)	0 1 2 3 4	0 1 2 3 4
Total – neuromotorische Tests	/24	/24
3. Visuelle Wahrnehmungstests Tansley Standard Figures		
Kreis – visuelle Unterscheidung	0 1 2 3 4	0 1 2 3 4
Kreis – Auge-Hand-Koordination	0 1 2 3 4	0 1 2 3 4
Kreis – räumliche Probleme	0 1 2 3 4	0 1 2 3 4
Kreuz – visuelle Unterscheidung	0 1 2 3 4	0 1 2 3 4
Kreuz – Auge-Hand-Koordination	0 1 2 3 4	0 1 2 3 4
Kreuz – räumliche Probleme	0 1 2 3 4	0 1 2 3 4
Kasten – visuelle Unterscheidung	0 1 2 3 4	0 1 2 3 4

Tabelle 5-1: *Fortsetzung*

Durchgeführter Test	1. Test	2. Test
Kasten – Auge-Hand-Koordination	0 1 2 3 4	0 1 2 3 4
Kasten – räumliche Probleme	0 1 2 3 4	0 1 2 3 4
X – visuelle Unterscheidung	0 1 2 3 4	0 1 2 3 4
X – Auge-Hand-Koordination	0 1 2 3 4	0 1 2 3 4
X – räumliche Probleme	0 1 2 3 4	0 1 2 3 4
Dreieck – visuelle Diskriminierung	0 1 2 3 4	0 1 2 3 4
Dreieck – Auge-Hand-Koordination	0 1 2 3 4	0 1 2 3 4
Dreieck – räumliche Probleme	0 1 2 3 4	0 1 2 3 4
Flagge – visuelle Diskriminierung	0 1 2 3 4	0 1 2 3 4
Flagge – Auge-Hand-Koordination	0 1 2 3 4	0 1 2 3 4
Flagge – räumliche Probleme	0 1 2 3 4	0 1 2 3 4
Total – visuelle Wahrnehmungstests	/72	/72
Endergebnis		
Grobmotorik, Gleichgewicht und Reflexe	/60	/60
Visuelle Diskriminierung, Auge-Hand-Koordination u. räumliche Probleme	/72	/72
Total (Rohwert)		
Prozentrang		
Zusätzliche Aufgaben		
Mann-Zeichen-Test (mentales Alter)		
Zur Beurteilung von u. a. Lesealter Kap. 2.4.2		

Beobachtungsbogen Kapitel 2

Tabelle 5-2: Beobachtungsbogen (Kinder von 4 bis 7 Jahren)

Durchgeführter Test	1. Test	2. Test
Datum Name Code-Nummer Alter		
1. Grobmotorische Koordination und Gleichgewicht		
Romberg Test (Augen geöffnet)		
Romberg Test (Augen geschlossen)		
Einbeinstand (rechtes Bein)		
Einbeinstand (linkes Bein)		
Krabbeln auf Händen und Knien		
Mittellinienkreuzung (1)		
Mittelinienkreuzung (2)		
Finger-Daumen-Oppositionstest (rechte Hand)		
Finger-Daumen-Oppositionstest (linke Hand)		
2. Reflextests		
Asymmetrisch-tonischer Nackenreflex (Ayres, rechts)		
Asymmetrisch-tonischer Nackenreflex (Ayres, links)		
Symmetrisch-tonischer Nackenreflex (Beugung)		
Symmetrisch-tonischer Nackenreflex (Streckung)		
Tonischer Labyrinthreflex (Beugung)		
Tonischer Labyrinthreflex (Streckung)		
3. Visuelle Wahrnehmungstests Tansley Standard Figures		
Qualitative Bewertung		
Kreis – visuelle Unterscheidung		
Kreis – Auge-Hand-Koordination		
Kreis – räumliche Probleme		
Kreuz – visuelle Unterscheidung		
Kreuz – Auge-Hand-Koordination		
Kreuz – räumliche Probleme		
Kasten – visuelle Unterscheidung		

Tabelle 5-2: *Fortsetzung*

Durchgeführter Test	1. Test	2. Test
Kasten – Auge-Hand-Koordination		
Kasten – räumliche Probleme		
X – visuelle Unterscheidung		
X – Auge-Hand-Koordination		
X – räumliche Probleme		
Dreieck – visuelle Diskriminierung		
Dreieck – Auge-Hand-Koordination		
Dreieck – räumliche Probleme		
Flagge – visuelle Diskriminierung		
Flagge – Auge-Hand-Koordination		
Flagge – räumliche Probleme		

5.3 Kapitel 3 – Test-Vorlagen

Überprüfung von Fixation, Konvergenz und Kontrolle von Sakkaden (siehe Abschnitt 3.4.1)

Das Kind wird aufgefordert, jedes zweite Symbol auf den in Abbildung 5-3 gezeigten Zeilen zu nennen. Diese Aufgabe soll so schnell wie möglich ausgeführt werden, ohne dass das Kind mit dem Finger auf die Symbole zeigt. Die Bewertung erfolgt nach dem Grad der Genauigkeit.

DS 7LY N 2BTEK P 83

1 C OP MW9

4U JQ6HX V F5Z A

M XS 3L

Abbildung 5-3: Test auf Fixation, Konvergenz und Kontrolle der Sakkaden (Valett): Buchstaben. Als Testvorlage zu nutzen.

Überprüfung der visuellen Integration (siehe Abschnitt 3.4.2)

Testposition – stehend
Das Kind wird aufgefordert, auf die Symbole in Abbildung 5-4 zu schauen, sie aber nicht zu berühren. Es wird gefragt: „*Wie viele Sterne siehst Du?*“

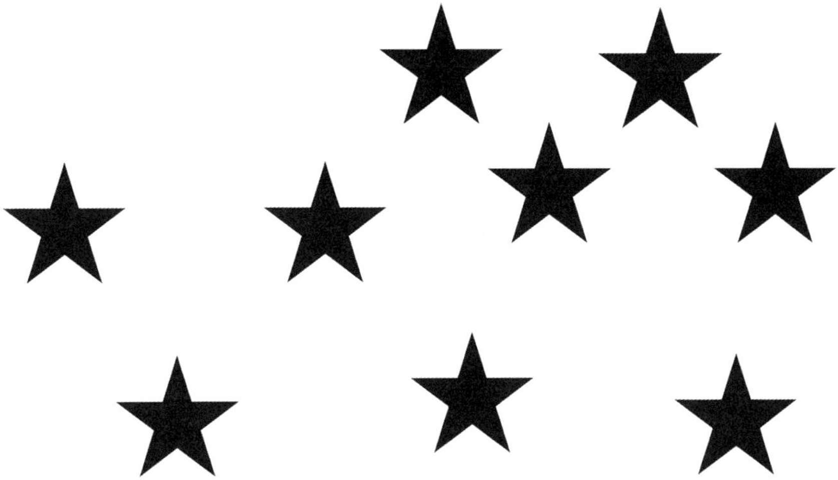

Abbildung 5-4: Testmuster für visuelle Integration. Als Testvorlage zu nutzen.

Lautunterscheidung (Konsonanten, Konsonantenverbindungen, Silben) (siehe Abschnitt 3.5.1)

Konsonanten, Konsonantenverbindungen, Silben
Das Kind erhält die folgende Instruktion: *„Schau dir diese Buchstaben an und sag, wie sie sich anhören würden*“.

1. Konsonanten:

b
l
j
f
p
r
n
d
m

2. Konsonantenverbindungen:

br
sp
gl
pf
kl
gr
st
fl

3. Silben:

lich
ten
nant
de
tung
ein

Lautsynthese
(siehe Abschnitt 3.5.2)

Dem Kind ist während des Tests nicht gestattet, die folgenden Wörter zu sehen.

Es wird gefragt:

- Wie klingt der *2.* Laut in dem Wort **Katze**?
- Welcher Laut kommt in dem Wort **stopp** *nach* dem **t**?
- Welches Wort entsteht, wenn man diese Buchstaben zusammenfügt: **B** und **e** und **tt**?
- Nenne mir den Namen und die Laute der Buchstaben in dem Wort **Hund**.

Tansley Standard Visual Figures Test (ab 7 Jahren) (siehe Abschnitt 3.6.2)

Beobachten Sie das Kind dabei, wie es alle Zeichenaufgaben ausführt.

Präsentieren Sie dem Kind die Formen von Abbildung 5-5 in horizontaler Ausrichtung. Fordern Sie das Kind auf, die Formen mit einem Bleistift freihändig auf einen Leerbogen im DIN A4-Format zu kopieren. Weisen Sie es darauf hin, dass die Kopie möglichst genau so aussehen soll wie die Vorlage auf dem Testbogen.

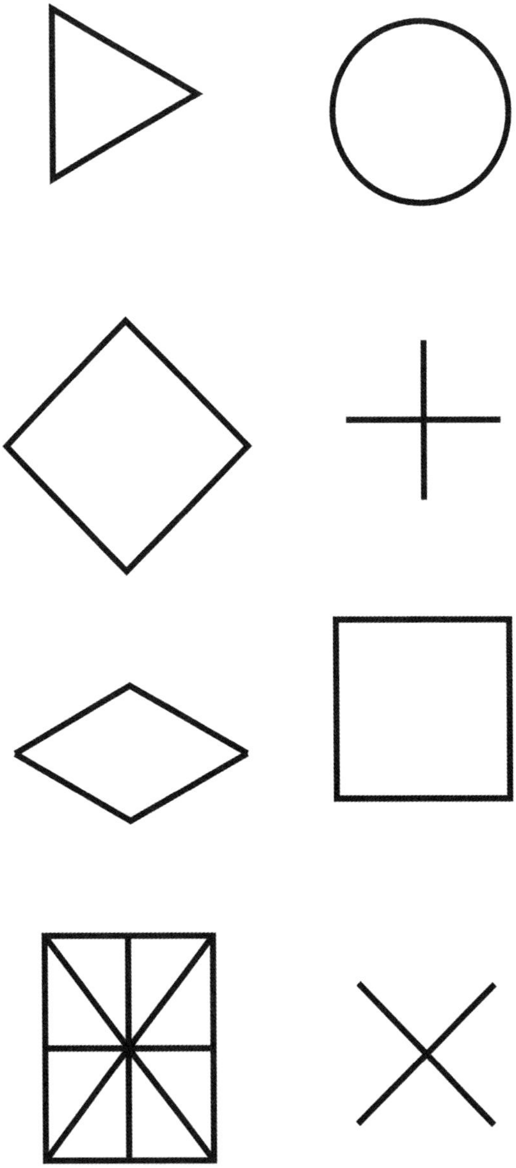

Abbildung 5-5: Tansley Standard Visual Figures Test (ab 7 Jahren). Als Testvorlage zu nutzen, um 90 Grad drehen, Kreis links oben.

Adaptierter Bender Gestalt Figures Test (siehe Abschnitt 3.6.3)

Präsentieren Sie die Formen von Abbildung 5-6 in vertikaler Ausrichtung. Fordern Sie das Kind auf, die Formen mit einem Bleistift *freihändig* auf einen Leerbogen im DIN A4-Format zu kopieren.

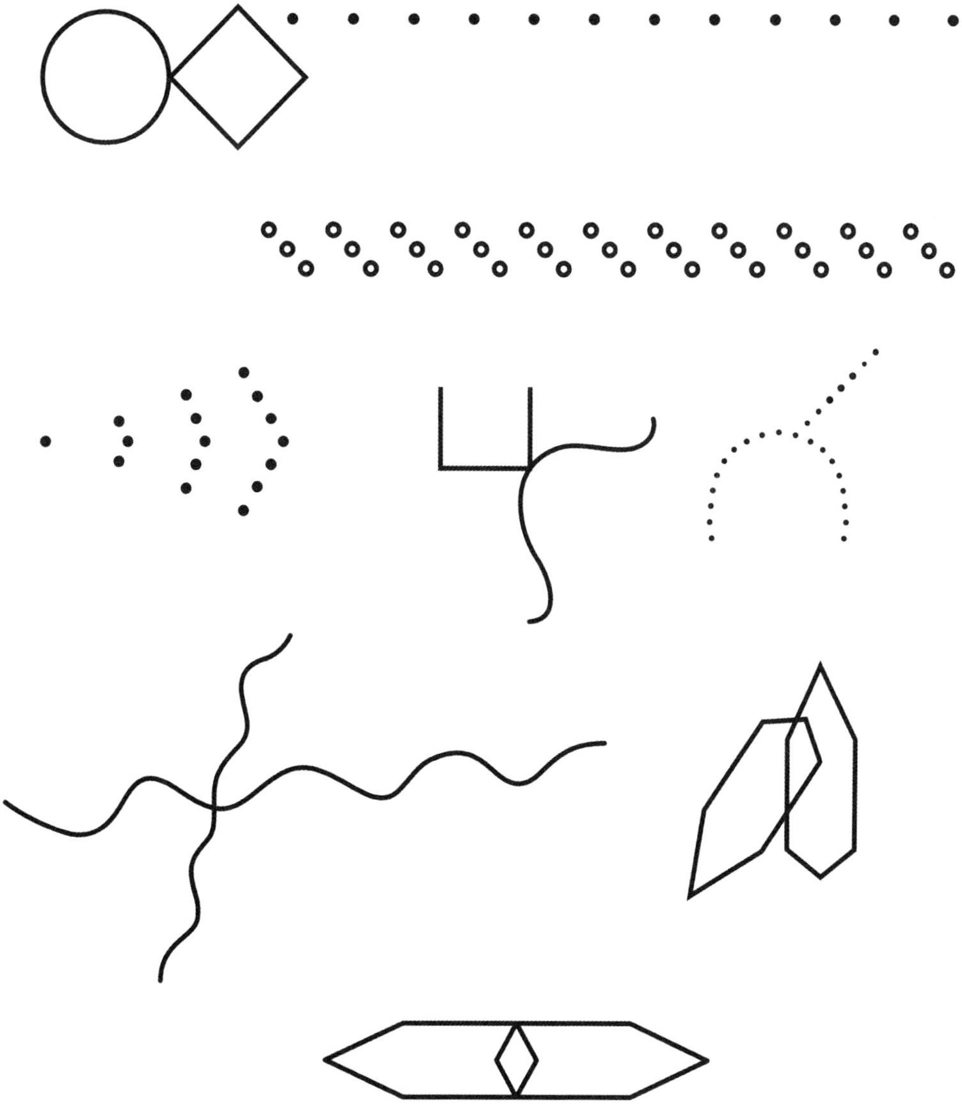

Abbildung 5-6: Adaptierter Bender Gestalt Figures Test (BVMG-Test).

Bewertungsbogen für Kapitel 3

Tabelle 5-3: Bewertungsbogen (ab 7 Jahren)

Durchgeführter Test	1. Test	2. Test
Datum Name Code-Nummer Geschlecht Alter		
Tests zur Überprüfung von grobmotorischer Koordination, Gleichgewicht und Reflexen		
Tandem-Gang (vorwärts)	0 1 2 3 4	0 1 2 3 4
Tandem-Gang (rückwärts)	0 1 2 3 4	0 1 2 3 4
Fog-Test (vorwärts)	0 1 2 3 4	0 1 2 3 4
Fog-Test (rückwärts)	0 1 2 3 4	0 1 2 3 4
Asymmetrisch-tonischer Nackenreflex (Vierfüßler-Test, rechts)	0 1 2 3 4	0 1 2 3 4
Asymmetrisch-tonischer Nackenreflex (Vierfüßler-Test, links)	0 1 2 3 4	0 1 2 3 4
Asymmetrisch-tonischer Nackenreflex (Aufrecht-Test, rechts	0 1 2 3 4	0 1 2 3 4
Asymmetrisch-tonischer Nackenreflex (Aufrecht-Test, links)	0 1 2 3 4	0 1 2 3 4
Symmetrisch-tonischer Nackenreflex (Beugung)	0 1 2 3 4	0 1 2 3 4
Symmetrisch-tonischer Nackenreflex (Streckung)	0 1 2 3 4	0 1 2 3 4
Tonischer Labyrinthreflex (Beugung)	0 1 2 3 4	0 1 2 3 4
Tonischer Labyrinthreflex (Streckung)	0 1 2 3 4	0 1 2 3 4
Total	/48	/48
Tests für visuelles Verfolgen und visuelle Integration		
Test zur Fixation, Konvergenz und Kontrolle der Sakkaden	0 1 2 3 4	0 1 2 3 4
Test zur visuellen Integration	0 1 2 3 4	0 1 2 3 4
Total	/8	/8
Visuell-auditive Spracherkennungstests		
Einzelne Konsonanten	0 1 2 3 4	0 1 2 3 4
Konsonantenverbindungen	0 1 2 3 4	0 1 2 3 4
Silben	0 1 2 3 4	0 1 2 3 4
Synthese	0 1 2 3 4	0 1 2 3 4
Total	/16	/16
Tests zur Überprüfung der visuellen Wahrnehmung und der Auge-Hand-Koordination		
Tansley – visuelle Diskriminierung	0 1 2 3 4	0 1 2 3 4

Tabelle 5-3: *Fortsetzung*

Durchgeführter Test	1. Test	2. Test
Tansley – Auge-Hand-Koordination	0 1 2 3 4	0 1 2 3 4
Tansley – räumliche Wahrnehmung	0 1 2 3 4	0 1 2 3 4
Adaptierter Bender – visuelle Diskriminierung	0 1 2 3 4	0 1 2 3 4
Adaptierter Bender – Auge-Hand-Koordination	0 1 2 3 4	0 1 2 3 4
Adaptierter Bender – räumliche Wahrnehmung	0 1 2 3 4	0 1 2 3 4
Total	/24	/24
Endergebnisse		
Grobmotorische Koordination, Gleichgewicht und Reflexe	/48	/ 8
Visuelles Verfolgen und Integration	/8	/8
Auditive Spracherkennung	/16	/16
Visuelle Diskriminierung und Auge-Hand-Koordination und räumliche Wahrnehmung	/24	/24
Total (Rohwert)	/96	/96
Zusätzliche Aufgabe		
Mann-Zeichen-Test (mentales Alter)		

Beobachtungsbogen für Kapitel 3

Tabelle 5-4: Beobachtungsbogen (ab 7 Jahren)

Durchgeführter Test	1. Test	2. Test
Datum Name Code-Nummer Geschlecht Alter		
Tests zur Überprüfung von grobmotorischer Koordination, Gleichgewicht und Reflexen		
Tandem-Gang (vorwärts)		
Tandem-Gang (rückwärts)		
Fog-Test (vorwärts)		
Fog-Test (rückwärts)		
Asymmetrisch-tonischer Nackenreflex (Vierfüßler-Test, rechts)		
Asymmetrisch-tonischer Nackenreflex (Vierfüßler-Test, links)		
Asymmetrisch-tonischer Nackenreflex (Aufrecht-Test, rechts)		
Asymmetrisch-tonischer Nackenreflex (Aufrecht-Test, links)		
Symmetrisch-tonischer Nackenreflex (Beugung)		
Symmetrisch-tonischer Nackenreflex (Streckung)		
Tonischer Labyrinthreflex (Beugung)		
Tonischer Labyrinthreflex (Streckung)		
Tests für visuelles Verfolgen und visuelle Integration		
Test zur Fixation, Konvergenz und Kontrolle der Sakkaden		
Test zur visuellen Integration		
Visuell-auditive Spracherkennungstests		
Einzelne Konsonanten		
Konsonantenverbindungen		
Silben		
Synthese		
Tests zur Überprüfung der visuellen Wahrnehmung und der Auge-Hand-Koordination		
Tansley – visuelle Wahrnehmung		
Tansley – Auge-Hand-Koordination		
Tansley – räumliche Wahrnehmung		
Adaptierter Bender – visuelle Wahrnehmung		
Adaptierter Bender – Auge-Hand-Koordination		
Adaptierter Bender – räumliche Wahrnehmung		

Kurzvita der Übersetzerin

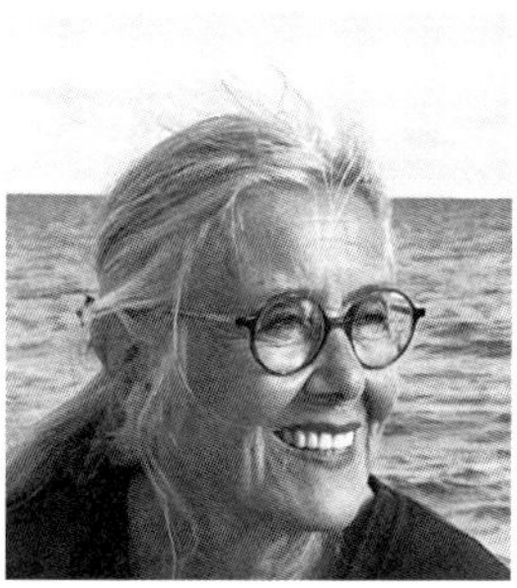

Dipl.Päd. Thake Hansen-Lauff, Jg. 1948, hat 6 Semester Soziologie, Psychologie und Volkswirtschaft studiert, danach Wechsel zur Erziehungswissenschaft, Studienabschlüsse Lehramt (Sekundarstufe I) und Diplom (Schwerpunkt Schule). Von 1995 bis 2020 Leitung des INPP Deutschland mit besonderem Focus auf Möglichkeiten der Einbindung der INPP-Methode (theoretischer Hintergrund und praktische Anwendung) im pädagogischen Kontext und damit auf eine Erweiterung der Erziehungswissenschaft sowie der Lehrer-und Erzieherausbildung um die neuromotorische Dimension. Neben der zunehmenden Anzahl ihrer Kursabsolventen trugen auch ihre Übersetzungen der in Deutschland publizierten Bücher der Direktorin des INPP Chester/England. Sally Goddard Blythe, zum Bekanntwerden der INPP-Methode in Deutschland bei.
Sie hat zwei wundervolle erwachsene Kinder und drei zauberhafte Enkelkinder.

Sachwortverzeichnis

Hinweise zu Zusatzmaterialien

DOWNLOAD

Sie können für diesen Titel kostenfrei Online-Materialien (Vorlagen für die eigene Dokumentation) über unsere Internetseite nach erfolgter Registrierung abrufen:

1. Testmaterial mit Beobachtungs- und Bewertungsbögen

Nutzen Sie dazu bitte den angegebenen Link und melden Sie sich nach den dort beschriebenen Schritten an. Sie können auf die Materialien über Mein Konto zugreifen, indem Sie unter Meine Zusatzmaterialien den Code eingeben. Sie werden dann automatisch in den Downloadbereich weitergeleitet.

Link: hgf.io/download
Code: **B-I2IGXF**

Wir empfehlen Ihnen, sich die Materialien auf Ihrem Rechner zu speichern, um sie jederzeit und dauerhaft nutzen zu können.